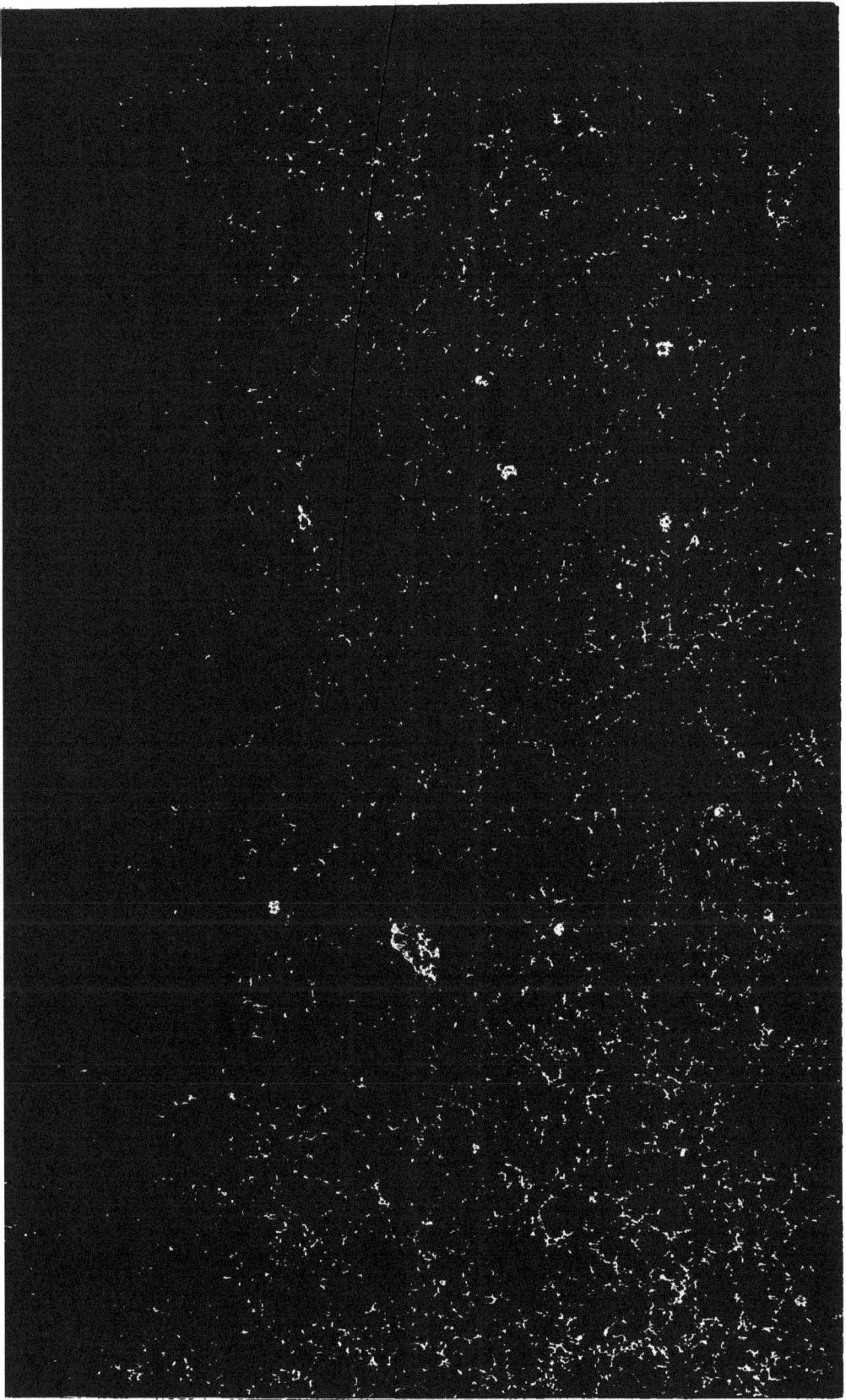

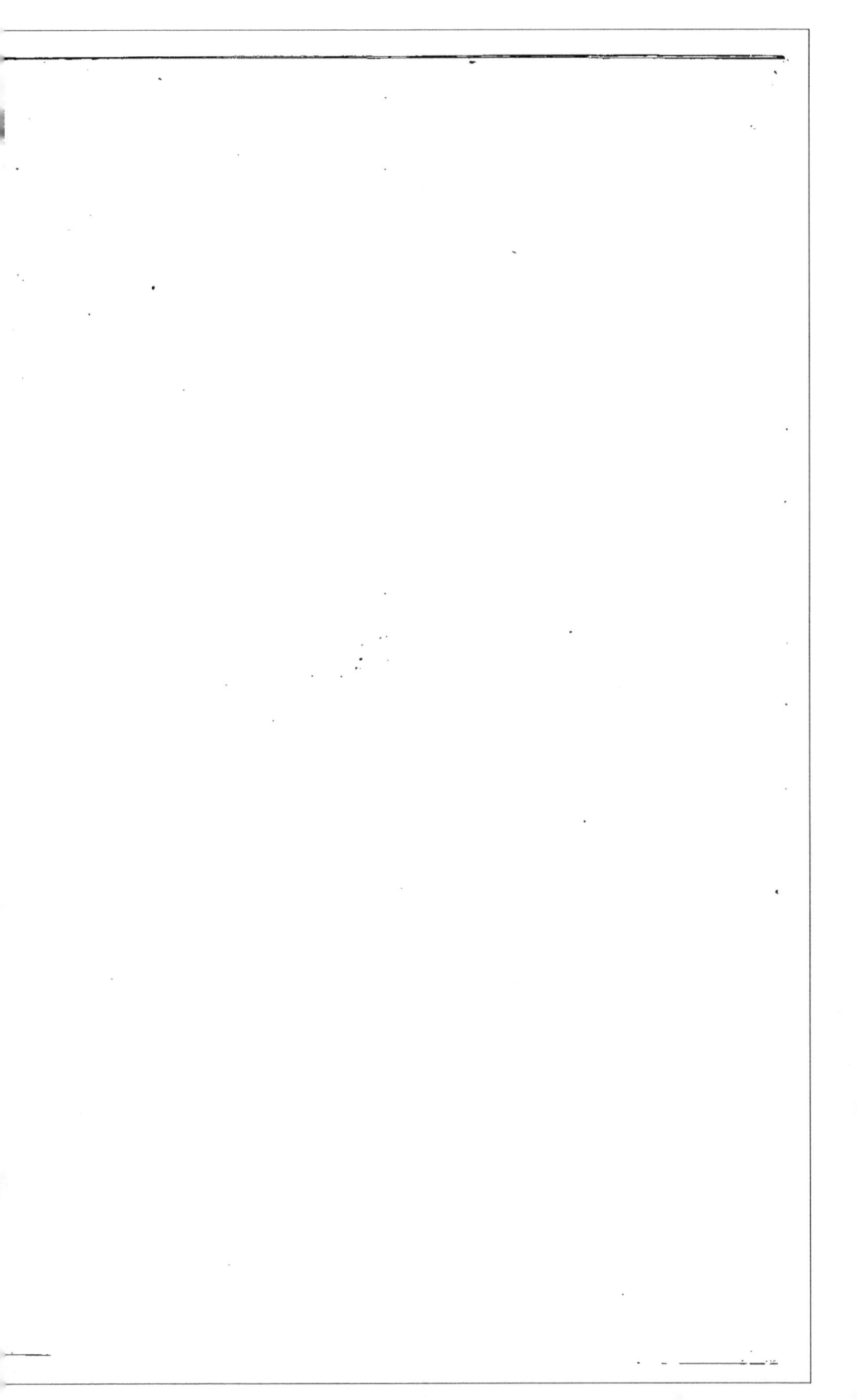

T b 76 18

T : 2600.
O.κ.ð.

ÉTUDE

DES

TEMPÉRAMENTS.

ÉTUDE

DES TEMPÉRAMENTS

CONSIDÉRÉS

DANS L'AGE ADULTE ET DANS L'ENFANCE,

SUIVIE

DE LEURS RAPPORTS AVEC LES FONCTIONS PRINCIPALES DE
NOTRE ÉCONOMIE ET LES SYSTÈMES QUI S'Y RATTACHENT,
DES MALADIES PARTICULIÈRES A CHACUN D'EUX, AVEC LA
MÉTHODE PROPHYLACTIQUE QUI LEUR CONVIENT,

Par L. DURAND,

Médecin civil,
Chirurgien ex-aide-major de la Marine Royale,
Membre correspondant de plusieurs sociétés savantes,
et titulaire de la récompense civique décernée par la ville de Marseille.

NOSCE TE IPSUM.

Prix : 2 francs.

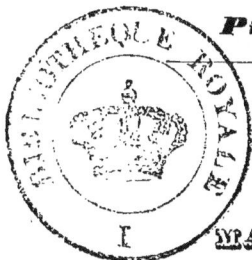

MARSEILLE,
IMPRIMERIE DE MARIUS OLIVE, RUE PARADIS, 47.

1841.

Un ouvrage n'a de mérite, à mes yeux, que par la nature du sujet qu'il traite, et ne se recommande à mon empressement, comme à ma bourse, qu'autant qu'il remplit véritablement un but d'utilité publique.

Tel en moi-même, je ne pouvais rêver à des lecteurs qui formassent une entière contradiction avec ma manière de voir : je ne pouvais appeler leur attention sur une autre de ces mille futilités que des placards - monstres nous rappellent à chaque instant. Voilà pourquoi ce petit volume, résultat d'un travail de dix années d'observations et de recherches, confondues avec les observations et les recherches de quelques écrivains de ma prédilection, est non-seulement utile à la société, mais encore indispensable pour tout être humain.

En effet, que pouvons-nous désirer; que désirons-nous ici-bas, où l'immortalité n'est donnée à personne, et où, par conséquent, la vie nous échappe à tous tôt ou tard? Nous ne pouvons désirer, nous ne désirons autre chose..... qu'une santé florissante, et avec elle l'existence la plus longuement prolongée. Mais cette santé digne d'envie, où la trouver? mais ces longs jours, comment les obtenir? Par ce moyen bien simple, je veux dire par le secret divin mis à la portée de tout le monde dans cet ouvrage, qui donne la connaissance de notre organisation, et montre le fil si délié auquel se rattachent et le maintien et la cessation de son équilibre.

D'ailleurs, vous qui courez à un cours de phrénologie, et qui lisez, avec non moins d'avidité, les indiscrétions de Lavater, n'avez-vous pas une heure de loisir pour parcourir ces pages, qui sont loin d'être, comme ce qui vous charme si puissamment, un beau rêve de l'imagination, une brillante production de l'esprit? Quoi! n'y a-t-il rien d'étrange et d'éminemment propre à stimuler votre curiosité dans le tempérament sanguin, où l'amour et la folie se donnent la main pour égayer la scène du monde, et répandre aveuglément sur tous les êtres le bonheur des illusions? Quoi! n'y a-t-il rien d'étrange et d'éminemment propre à stimuler votre curiosité dans le tempérament bilieux, si bien fait pour dessiner les grands traits des passions humaines, et nous donner des exemples de grandes vertus et de

grands vices ? Quoi ! n'y a-t-il rien d'étrange et d'éminemment propre à stimuler votre curiosité dans le
tempérament nerveux, qui nous offre les images
heureuses de l'amour tendre et durable, de l'amitié
sincère et bien sentie, de la piété bienfaisante, des
émotions des âmes bonnes et sensibles, et en même
temps le vice déguisé sous tous les masques, pré-
parant ses poisons dans l'ombre, poursuivant sourdement ses victimes et les assassinant en arrière ?
Enfin, n'y a – t – il rien d'étrange et d'éminemment
propre à stimuler votre curiosité dans le tempérament lymphatique, que la nature semble avoir
façonné de la sorte pour nous montrer des êtres à
peu près nuls, ou plutôt exempts de toutes les
passions et jouissant du privilége exclusif de tout
voir, de tout éprouver sans rien sentir ?

Peut-être ce spectacle n'est pas assez attrayant,
et vous en désirez un autre qui déroule devant vous
de plus grandes merveilles ? Hé bien ! avancez, avancez toujours dans ce petit ouvrage qui va vous
montrer dans le même tempérament sanguin : une
charpente osseuse, élégante et régulière, sans offrir
pourtant les caractères d'une force physique supérieure, des muscles proportionnés à ces formes fondamentales ; du côté du système cardiaque, un
équilibre exact entre les veines et les artères, une
grande extension dans la circulation artérielle ; du
côté du système lymphatique, un développement
convenable à l'élégance des formes et une consistance
dans les tissus qui indique, sinon une constitution
robuste et athlétique, au moins la force nécessaire

pour une santé durable; du côté des organes sensibles , un état d'excitabilité capable de recevoir les
impressions avec calme et assurance, et de les
transmettre fidèlement sans retard et sans tumulte.

Mais avancez donc; avancez toujours dans ce petit
ouvrage qui va vous montrer dans le même tempérament bilieux : un appareil osseux très – solide et
fortement développé , des muscles fermes et richement fournis, plus d'économie dans les tissus, moins
d'élégance dans les formes; des cellules adipeuses
moins pleines , mais aussi des formes déjà presque
accomplies, ou du moins fortement dessinées; un
système artériel étendu, mais menacé de n'être pas
toujours parfaitement secondé par les veines; des
organes gastriques exigeants et très – actifs, des
fibres excitables faciles à émouvoir, répondant éner-
giquement aux impressions, mais sans être pourtant
d'une grande susceptibilité, et plus remarquables par
l'ordre et la force des sensations , que par la préci-
pitation des mouvements.

Je pourrais vous dire encore : avancez, avancez
toujours dans ce petit ouvrage , qui ajoute à tous ces
développements, des développements non moins
curieux sur le tempérament nerveux et sur le tempérament lymphatique; mais à quoi bon analyser
toutes choses dans cette simple explication avec le
lecteur : alors surtout, qu'après avoir parlé de l'intérêt général et commun à tous les êtres humains
renfermé dans cet écrit , il me convient d'annoncer
ce qu'il présente encore de spécial pour le Clergé, les
instituteurs et pour les pères de famille.

Qu'est-ce, en effet, que l'étude des tempéraments, sinon l'art de se connaître soi-même et de connaître les autres? Or, qui plus que le ministre du Seigneur a besoin de cette double connaissance ! S'il est appelé, par caractère, à briller comme un phare lumineux aux regards de l'espèce humaine, n'est-il pas de son ministère de séparer l'ivraie du bon grain, et de veiller à ce que la semence ne tombe pas sur le grand-chemin ou au milieu des ronces et des épines ? Nécessité donc pour lui de se reformer à tel point, qu'il apparaisse aux yeux du public dans le plus grand état de perfection possible ; nécessité pour lui, encore, de s'habituer de bonne heure à distinguer celui qui adore le Seigneur véritablement en esprit et en vérité, de celui qui ne s'incline devant nos autels que pour mieux dissimuler les turpitudes de son cœur et parvenir plus sûrement à ses fins iniques ; enfin nécessité pour lui d'étudier s'il n'est pas dans la teinte de la peau et dans l'expression des traits un indice certain des vertus sublimes jetées en semence dans telle âme, qu'il lui appartient à lui-même de faire germer ; et une preuve non moins douteuse des crimes atroces dont cette autre créature semble être destinée à fournir l'exemple, si la charité apostolique d'un prêtre ne trouve les moyens d'en empêcher l'explosion !.... Sans sortir de son imperturbable tranquillité, Xénocrate, dans le boudoir de Laïs, résiste sans effort à tous les moyens de séduction de l'art et de la nature. Plus près de nous, de nos jours même, croyez-vous qu'il fallut se livrer à de grandes recherches pour découvrir des gens

d'exemple et de grande réputation qui, pour être
vertueux, n'ont jamais eu de contrainte à subir, de
lutte à soutenir avec leurs passions, et ne doivent
leur mérite et leur célébrité qu'au calme de leur
tempérament? Par contraire aussi, ne serait-il pas vrai
de dire qu'une foule de criminels sont encore excu-
sables, pour n'avoir pas autrement ensanglanté la
terre de sang ou couvert les familles de deuil et de
ruines : tant il est de fougue dans leurs passions; tant
ils se trouvent dominés par un penchant irrésistible
vers le mal?

En faisant suivre l'étude des tempéraments considérés dans l'âge adulte, de celle des tempéraments
considérés dans l'enfance, je mets les chefs d'insti-
tution dans le cas d'ajouter une nouvelle mission à la
haute mission qu'ils remplissent déjà, et d'acquérir
de plus grands titres à la reconnaissance des familles; parce que, en se familiarisant avec cette
science, ils sauront à la fois comment former l'esprit
et le cœur des enfants confiés à leurs soins.

Le rôle à remplir par des parents dans l'éducation
physique et morale d'une famille est également
tracé dans cette partie de l'ouvrage.

Que de pères malheureux! hélas! pour se consoler
de la nécessité indispensable de mourir, ils avaient
désiré se voir revivre dans un fils, dans une fille;
et cette fille a répandu sur leur existence le poison
de sa propre honte et de son infamie; et ce fils les
a abreuvés de fiel et de vinaigre par l'irrégularité de
sa conduite et par ses désordres de tous les jours.
Pourquoi cela? Sans doute parce que, par une négli-

gence impardonnable, par un excès de tendresse coupable, ces rejetons ont cru, grossi, noueux et tortus, jusqu'à se faire arbres; au lieu d'être surveillés à l'état de tiges pour acquérir une direction régulière et imposante.

N'imitons point la conduite de ces pères de famille, si nous ne voulons point partager leur malheureux sort! Leur passé, à eux, est tout entier dans un souvenir bien triste et douloureux; mais l'avenir pour vous est dans ce livre, riant et plein d'espoir. Voulez-vous le laisser en dépôt chez son auteur sans consolations pour vous-mêmes, comme sans dédommagement pour lui de ses peines et travaux; ou bien voulez-vous lui faire l'honneur de le placer dans votre bibliothèque, à côté de tant de futilités incendiaires dont elle regorge, peut-être?

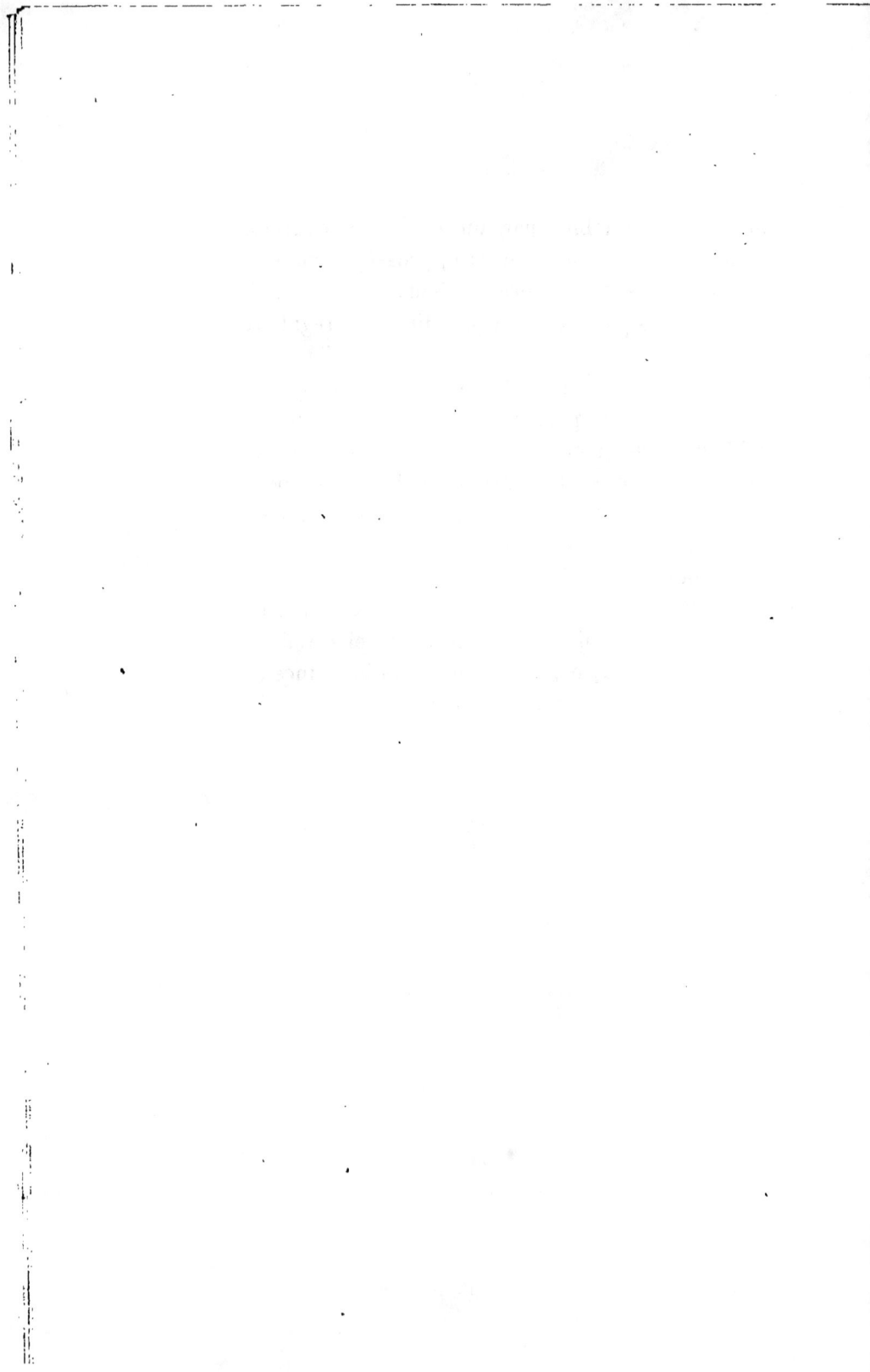

ÉTUDE

DES TEMPÉRAMENTS

CONSIDÉRÉS

DANS L'AGE ADULTE ET DANS L'ENFANCE.

Si l'on admettait pour tempéraments toutes les modifications physiques et morales dont l'économie est susceptible par les habitudes, leur influence n'aurait presque pas de limites. Dans tous les âges et dans toutes les constitutions individuelles, pour citer un exemple, les affections morales seules, les chagrins, les contrariétés, les mouvements d'impatience, etc., dans le cours de la vie d'un même individu, vont faire apparaître six ou sept nuances plus ou moins prononcées, dont on pourra faire au besoin des tempéraments mixtes ; alors on finirait pour en avoir autant que de variétés dans les passions humaines, et de situations physiques ou morales dans le cours de la vie.

Dans l'étude et la classification des tempéraments, il faut recourir à des données plus certaines : ce n'est pas l'imagination, c'est la nature qui doit les fournir ; ce n'est pas de circonstances forcées, étrangères au mode ordinaire de notre existence, mais des lois fondamentales de l'économie vivante qu'elles doivent sortir.

J'appelle donc tempérament, une disposition particulière à certains individus, qui dépend de leur organisation primitive, qui s'établit à mesure que l'embryon se perfectionne, se manifeste de plus en plus avec l'accroissement, et qui, lorsque l'homme arrive à l'époque de la vie où les forces déclinent, se montre dans tout son jour.

D'après cette définition, il ne peut exister que les tempéraments suivants : le *sanguin*, qui est celui des bienheureux ; le *bilieux*, celui des grands hommes ; le *nerveux*, celui des âmes sensibles ; et le *lymphatique* ou *muqueux*, celui des êtres nuls.

Quant au tempérament *athlétique* ou *musculaire*, dont parlent quelques écrivains, et que l'on désigne parfois dans la société, l'on me permettra de dire qu'il ne peut être considéré comme essentiel. Ce n'est là qu'un tempérament acquis et le résultat d'une forte constitution chez certains individus sanguins ou bilieux, jointe à l'exercice habituel et violent des organes musculaires, secondé par des aliments très-succulents.

Il en est de même du tempérament *mélancolique*. Ce tempérament, à vrai dire, n'en est pas un ; il est seulement un état outré, tantôt du tempérament bilieux, tantôt du tempérament nerveux ; un état dans lequel les fonctions ne s'exécutent plus avec régularité ; un état, en un mot, de désordre et de maladie.

En effet, dans le tempérament dit *mélancolique*, les organes gastriques sont évidemment en souffrance et le corps dans un état de maladie. La bile n'a plus les mêmes qualités, les digestions ne se font plus aussi bien. La part même qu'y prend le système nerveux n'est peut-être qu'un effet secondaire produit par l'impression des sucs viciés sur les nerfs, ou par l'irritation sympathique résultant d'un vice organique qui porte le trouble dans les fonctions vitales et animales, c'est-à-dire un symptôme d'affection morbifique.

L'hypocondrie et l'hystérie sont assurément des maladies ; hé bien ! l'histoire de ces maladies n'est que l'histoire du tem-

pérament mélancolique, et l'on pourrait défier le
plus habile de donner la description de ce tempérament dans les deux sexes, sans décrire en
même temps les deux maladies en question.

Encore un degré au-dessus du tempérament
mélancolique, et l'on rencontre l'aliénation des
fonctions intellectuelles, l'idiotisme et la manie.
Voilà donc matière à créer deux nouveaux tempéraments : l'idiotique et le maniaque. Mais si
l'on admet un tempérament mélancolique, pourquoi ne pas admettre un tempérament *pleurétique*,
péripneumonique, un tempérament *hémorrhagique*;
puisque, dans le tempérament sanguin, en raison
de leur constitution, les uns sont plus sujets à la
pleurésie, les autres, à la péripneumonie ou aux
hémorrhagies? Néanmoins, voilà, comme en s'é-
cartant de l'ordre le plus naturel, l'on multiplie
les tempéraments; et, comme en les multipliant,
au lieu de jeter un plus grand jour sur cette étude,
on l'enveloppe d'ombres plus épaisses. Cette con-
fusion sera inévitable pour tout écrivain qui, ne
s'appuyant pas sur les grands phénomènes de la
vie, voudra admettre d'autres tempéraments que
les quatre dont j'ai déjà parlé, résultant chacun
de la prédominance de l'un des systèmes sur les
autres, et de leur prépondérance alternative dans
les divers âges de la vie.

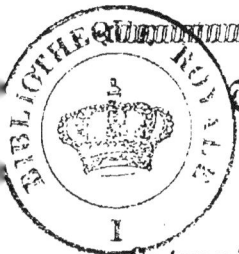

Tempérament Sanguin.

Ce tempérament se manifeste par une physionomie animée, par une coloration vermeille, des
cheveux blonds ou châtains, par l'agilité et la
flexibilité des membres, par des veines de médiocre grandeur, par un pouls grand, vif, mais
régulier, par une peau chaude et douce au toucher,
et par des chairs fermes et compactes. Les individus qui en sont doués ont pour partage la gaîté,
l'amour-propre et souvent la jactance.

Parlant beaucoup, raisonnant peu ; fertiles en
projets, sans en exécuter aucun, parce que les
difficultés les rébutent ou les ennuyent promptement; ils sont en général à peu près incapables
d'entreprises longues et difficiles ; ils proposent,
commencent tout et n'achèvent rien. Ils ont plus
d'esprit que de génie, et parlent beaucoup plus
qu'ils ne pensent.

Les sanguins ont en général peu d'ambition, ne
s'affectent aucunement des difficultés, et fort peu
des revers, qu'ils oublient avec autant de facilité
qu'une soirée amusante ou une partie de plaisir

2

manquée. Ils sont grands, magnifiques, braves par caractère, mais jamais par calcul.

En amour, leurs résolutions ne sont pas plus solides qu'en toute autre chose. Si la beauté leur fait quelquefois des impressions fortes, elles sont de courte durée; la tendresse, comme la jalousie, effleurent leur âme et ne la pénètrent pas.

La cour, qu'ils font volontiers à toutes les belles, tient souvent plus à des prétentions rivales et à l'urbanité du caractère qu'à la profondeur du sentiment. Ils sont rigoureusement le papillon qui flaire toutes les fleurs sans en adopter aucune.

En société, toujours amis des jeux, des fêtes et des plaisirs, ils ont l'art de plaire, d'être du goût de tout le monde, et d'amuser avec des riens, quand les autres ennuyent avec du génie et des sentences.

En politique, science trop abstraite pour les occuper sérieusement, ils sont peu tenaces à leurs opinions; mais généralement loyaux, vifs, bons et gens d'honneur, ils les adoptent par enthousiasme, y tiennent par convenance, en font aisément le sacrifice à l'amitié, et dans les partis opposés se distinguent beaucoup plus par les services qu'ils rendent que par les haines qu'ils exercent.

Lors même que le choc des passions les blesse
et les exalte, la rancune est peu durable, et si la
vengeance ne suit immédiatement, le sommeil en
efface le souvenir.

Ses rapports avec les fonctions principales
de notre économie.

Le système du cœur et des artères, ce centre
de toute circulation, mobile de toutes les forces
et source de toutes les sécrétions, ne se montre
pas dans des proportions semblables chez tous les
individus. Chez quelques-uns, il est très-déve-
loppé et jouit d'une grande énergie; dans le plus
grand nombre, il l'est moins, et laisse la prédominance à d'autres systèmes.

Dans les premiers, depuis le cœur jusqu'aux
dernières ramifications vasculaires, la circulation
et les autres fonctions s'exécutent avec aisance,
parce que le sang avec la matière de la nutrition
portant abondamment la chaleur et la vie dans
tous les organes, les sucs digestifs, aussi parfaitement élaborés qu'il est possible, pénétrent
promptement le bol alimentaire, le décomposent
et s'allient convenablement à la matière nutritive, tandis que de son côté la bile, douée de
toutes les qualités requises, en opère efficacement

le départ ; aussi, l'appétit, sans être vorace, se renouvelle-t-il facilement ; les organes gastriques demandent, reçoivent et digèrent presque en même temps.

Le système veineux, jouissant de toute la force de la réaction dont il est susceptible, ainsi que les muscles et les artères qui secondent ses mouvements, reporte sans interruption aux poumons le résidu du sang artériel.

Le système lymphatique se trouvant dans des dispositions non moins heureuses, rien ne reflue vers l'intérieur, rien ne séjourne dans les couloirs. On ne remarque point cette surcharge adipeuse, ces tissus bouffis de sucs stagnants qui, s'élevant jusqu'à la surface, masquent les vaisseaux et les ensevelissent dans la profondeur de la substance graisseuse, Un embonpoint médiocre revêt également des membres moelleux et bien arrondis, et la teinte du sang artériel s'exprimant à travers l'épiderme, donne à la peau ce coloris de fraîcheur et de santé qui, sans nous garantir de prolonger l'âge adulte jusqu'à la vieillesse, nous promet au moins celle-ci plus tardive et plus supportable.

A l'intérieur, l'exhalation se fait avec ordre : l'absorption est facile ; toutes les forces se balancent.

Il semble qu'entre les organes il règne une sorte
d'aisance et de liberté qui les rend maîtres chacun
de leurs fonctions et les dispense de leurs secours
mutuels. Les reins et la vessie préparent à leur
manière les sérosités qu'ils sont chargés d'évacuer. Le canal intestinal, seulement occupé de
ses propres fonctions, n'éprouvant aucune surcharge, n'éprouve aucun embarras. La peau trans-
pire aisément, les poumons respirent sans gêne
et sans fatigue.

Chaque organe se suffit à lui-même : le système artériel a la prépondérance dans l'économie ; tous les autres marchent sans effort avec
lui.

Les sens physiques et moraux, et le système
nerveux en entier, participant de l'état de bien-
être général, reçoivent les impressions avec
calme, y répondent avec régularité ; point de
cette susceptibilité qui les rend impatients dans
leurs perceptions, qui les fait s'agacer de ce qui
les affecte, et porte, au moindre ébranlement, le
trouble dans l'économie et jusques dans les fonctions de l'entendement.

Comme dans toutes les opérations purement
physiques, la disposition morale présente un état
d'assurance et de triomphe qui donne au tempé-

rament sanguin la supériorité sur les autres : la
gaîté, les saillies de l'esprit, les idées heureuses,
la franchise, la légèreté dans les passions, enfin,
la grande qualité de savoir rendre les autres heureux et de l'être soi-même, tel est l'apanage de
ce tempérament que la nature semble avoir en-
touré de toute de sa bienveillance et comblé de
ses faveurs.

Le tempérament sanguin consiste donc dans un
grand développement du système artériel et de
ses ramifications, qui permet aux globules rouges
de circuler beaucoup plus loin que sous la prédominance de tout autre, dans l'activité soutenue
des poumons, du cœur et des artères, dans une
forte constitution de ces organes, dans l'exactitude des proportions tant de capacité que de force
de mouvement des uns relativement aux autres,
dans la même exactitude des rapports entre les
artères et les veines; de sorte que les premiers
portent leurs fluides aussi loin qu'ils peuvent aller;
que les autres en recueillent les résidus et les reportent au ventricule droit, à mesure et autant
qu'il s'en trouve; que le ventricule les renvoie
régulièrement au poumon, que celui-ci les analyse et les sanguifie complétement et sans entraves.

Cet état d'harmonie est le mieux de la nature.

C'est lui qui constitue l'équilibre entre les solides
et les fluides, la force des uns et la bonne com-
position des autres, enfin l'état de santé le plus
heureux et le plus durable.

Maladies particulières à ce tempérament

Les personnes douées de ce tempérament ont
des fièvres de courte durée, des inflammations
locales, vives ou légères, des gastrites aiguës,
des hémorrhagies, des maux de tête. Toutes ces
maladies marchent et se terminent en général
promptement.

Méthode prophylactique.

Il suit de là, que les hommes d'un tempérament
sanguin doivent faire un grand usage de végétaux
frais, et choisir de préférence ceux qui sont doux,
mucilagineux et acides, comme l'oseille, l'épinard,
le pourpier, la laitue, les haricots, les pois verts,
les salades ; les fruits aqueux, tels que les cérises,
les raisins, les poires, les pommes, etc. Ils man-
geront peu de viandes fortes à leurs repas, ils
useront particulièrement de viandes blanches,
gélatineuses, de veau, de poisson, d'agneau et
de poulet. Ils devront être extrêmement réservés
dans l'usage des boissons stimulantes et spiri-

tueuses ; et s'ils sont très-sanguins , très-chargés
d'embonpoint , ils ont tout à craindre d'un
excès de vin quelconque : ils ne feront donc
usage que de vin étendu de beaucoup d'eau ; les
vins acidulés , petits, sont ceux qui leur conviennent ; ceux qui sont très-colorés , très-spiri-
tueux , chauds et amers ne sauraient leur con-
venir : on doit en dire autant des liqueurs fortes
et du café. En un mot , il faut calmer, par une
alimentation rafraîchissante et par des boissons
aqueuses , l'excès d'activité du système sanguin
qui prédomine dans le tempérament qui nous
occupe. Comme c'est plus particulièrement au
printemps que le sang tourmente les personnes
sanguines , elles retireront , à cette époque , un
grand avantage du petit lait, pris le matin et le
soir, pendant 15 jours : tout en favorisant l'écoulement des urines , il produit un effet calmant
essentiellement salutaire.

Comme tout ce qui est capable d'exalter le
mouvement circulatoire peut être nuisible à l'individu sanguin, il devra soigneusement éviter et
l'action d'un froid et l'action d'une chaleur trop
intense. L'été et l'hiver, et le printemps même,
exagéreront ce tempérament , auquel l'automne
seul sera favorable : bien entendu que nous ne

parlons ici que de celui chez qui cette disposition
est fortement prononcée. Le matin et le soir, les
climats tempérés lui conviendront parfaitement;
et si la chaleur des régions méridionales ne les
exposait à quelques congestions funestes, elle
serait très-propre à diminuer, à affaiblir l'énergie
du système circulatoire. Dans ces pays, il est peu
de gens doués de la constitution où cet appareil
domine. Les pays humides et peu riches en lu-
mière et en électricité leur seront aussi favorables. Ils retireront un grand avantage des bains
tiédes fréquemment réitérés. Il faudra faciliter
chez eux les exaltations et les excrétions de toute
espèce.

J'ai cependant remarqué qu'il fallait être avare
d'évacuations sanguines; car le sang se réparant
avec une facilité extrême, les mêmes accidents
se renouvellent bientôt et exigent l'emploi du
même moyen qu'on peut considérer comme une
maladie, et dont l'abus est loin d'être parfaitement innocent.

Il n'y a aucun inconvénient à ce que les individus dont il s'agit ici exercent l'organe de la
pensée, pourvu toutefois que ce soit avec modération; mais les passions auxquelles ils se laissent
facilement emporter devant être soigneusement

réprimées, ils se livreront avec avantage à un
exercice en plein air, pourvu néanmoins qu'ils
ne le portent que jusqu'à une fatigue médiocre :
l'excès du mouvement et le repos absolu leur
étant absolument contraires. Les pertes que nécessite le rapprochement des sexes ne leur seraient
pas interdites sans danger ; mais ils doivent
prendre garde de s'abandonner entièrement à
leurs penchants érotiques.

Tempérament Bilieux.

Ce tempérament se reconnaît aux caractères
suivants :

L'individu qui en est doué a des formes rudes
et peu arrondies, mais il est généralement fort,
sec, nerveux, musculeux; il a les os gros, les
chairs fermes et compactes ; la peau d'une couleur pâle et jaunâtre; les cheveux sont très-noirs,
la physionomie hardie, les yeux étincelants et
réfléchis; les digestions sont en général actives;
le pouls est vif, élastique, mais raide; les veines
qui rampent sous la peau sont gonflées et saillantes.

Les bilieux sont ordinairement sérieux, pen-
seurs, indifférents et même étrangers aux frivo-
lités de la vie, avec une grande solidité dans les
idées, méditant leurs paroles et leurs actions, ils
ne parlent et n'agissent qu'après être persuadés ;
mais ils sont tenaces dans leurs résolutions, et
ne les abandonnent que difficilement.

Gens de génie et capables d'une grande conception, leurs vues sont vastes et leurs projets
hardis.

Ces qualités, auxquelles se joignent une force
de caractère que rien n'ébranle dans les grandes
difficultés, une audace que rien n'arrête, et l'ambition d'exceller dans tous les genres de gloire,
en ont fait souvent des hommes célèbres, et,
quand la raison s'égare, d'horribles scélérats.

Comme leurs passions, outre qu'elles sont
fortes, durables, incompréhensibles, sont, en
quelque sorte, méditées ; l'amour et l'amitié chez
eux sont éternels, de même que la haine et le
désir de la vengeance sont inextinguibles ; et si
pour eux l'amour est un sentiment extrême, inal-
térable, la jalousie est un tourment incoërcible
et mortel.

Ils sentent vivement ; mais incapables d'afficher
un sentiment qu'ils n'éprouvent pas ; tout entier

à l'objet de leurs désirs, leur courtoisie envers les autres s'étend à peine à la politesse de convenance.

En politique, profonds, adroits et prudents, mais pleins d'orgueil et toujours persuadés d'avoir raison, il est rare qu'ils reviennent de leurs opinions, qu'ils ne se fâchent pas, ne s'emportent pour les soutenir, et quelquefois qu'ils ne portent jusqu'au-delà des bornes de la raison le fanatisme de leur croyance, fort heureux quand les crimes et la soif du sang ne s'y réunissent pas. En général, entreprenants, courageux, infatigables, ils ont surtout la noble et funeste ambition d'exceller et d'être maîtres ; mais ils ne calculent et ne travaillent le plus souvent que pour eux et rarement pour les autres. Quels que soient leur dévouement et leurs sacrifices pour la cause d'autrui, on reconnaîtra toujours le côté de l'intérêt particulier.

*Ses rapports avec les fonctions principales
de notre économie.*

Quand, par une disposition naturelle, héréditaire, ou acquise de l'un ou de plusieurs organes qui concourent à l'état d'harmonie du tempérament sanguin, dont nous avons parlé, ou par d'autres causes, le domaine et la puissance du système artériel se trouvent resserrées de manière à ce qu'il ne puisse les influencer tous, l'économie rentre sous l'empire de l'un ou de l'autre, mais elle change absolument de manière d'être. Sans être dans un état morbifique, elle est dans une disposition à le contracter plus facilement sous l'action de quelque puissance nuisible. Les ressorts du mouvement n'ont plus la même énergie, elle n'a plus la même force de résistance; elle n'est plus au-dessus, elle au-dessous de ses moyens. A la physionomie seule des individus on peut reconnaître la différence; on peut juger que, sans être mal, ils pourraient être mieux, et que la nature adopte d'autres formes, quand elle veut nous offrir des modèles de santé florissante.

Quand le défaut d'équilibre n'a lieu qu'entre le système artériel et le système veineux, c'est-à-dire quand le système artériel jouissant toujours d'une grande activité et portant le sang avec énergie sur tous les points de l'économie, le système veineux, par des circonstances d'organisation, se trouve n'avoir pas assez de force de mouvement, ou bien a trop de capacité relativement au système artériel, le sang tend à rester stationnaire dans les capillaires veineux, et la pléthore s'établit dans le système.

L'économie conserve cependant de la vigueur, mais elle n'est plus dans des conditions aussi favorables que dans le tempérament sanguin. Les forces vitales, entravées par la présence d'une plus grande quantité de carbone et d'hydrogène, elle a besoin du concours des organes accessoires qui, par une augmentation dans les produits biliaires, faisant subir une préparation préliminaire plus étendue au sang veineux, lui enlève au moins, en partie, un excédant de ces principes que le travail ordinaire de la respiration ne suffit pas pour éliminer.

Dans le tempérament sanguin, le sang veineux et la bile sont rarement en excès; les organes gastriques, dans le travail de la digestion, la consomment facilement tout entière. Dans le tempérament bilieux, au contraire, la formation d'un excès de bile est, à l'économie, de toute nécessité pour la débarrasser de l'hydrogène et du carbone surabondant dans le sang veineux; mais cette nécessité continuelle constitue, pour l'économie, une manière d'être dont tous les organes prennent le ton, et c'est ce qui caractérise le tempérament bilieux.

Tant que les deux principes (l'hydrogène et le carbone) ne sont pas en excès et peuvent être

séparés dans la circulation abdominale, en telle
quantité que l'organe pulmonaire ne s'en trouve
impressionné au point de perdre de sa force mo-
trice, et que le travail de la sanguification en
souffre, le sang, en entrant dans le ventricule
gauche, est autant révivifié qu'il pourrait l'être
dans le cas où la pléthore veineuse n'aurait pas
lieu. Les qualités du sang artériel, et la force des
mouvements du cœur et des artères étant donc les
mêmes alors, excepté dans le système veineux
qui languit, les autres organes reçoivent la même
impression que dans le tempérament sanguin : la
matière nutritive et des sécrétions, sauf qu'elle
contient un peu plus de matière colorante bilieuse,
est à peu près de la même qualité ; il doit donc y
avoir peu de différence dans l'exercice des fonctions
et dans leurs produits. En effet, les caractères
qui différencient essentiellement le tempérament
bilieux du tempérament sanguin, sont la lenteur
de la circulation et la pléthore du système veineux.

Les organes gastriques, à la vérité, se trouvent surchargés, mais il faut observer qu'en
fait de tempérament, il y a toujours une certaine
disposition originelle des organes qui se développe
davantage à mesure que les besoins l'exigent, et
qu'en raison de leur vie plus active, les forces,

dès le principe , s'y dirigent en proportion de la nécessité. I! ne peut donc s'établir de comparaison avec une disposition brusquement acquise, telle que celle , par exemple , qui résulterait de l'influence d'une température chaude et sèche , ou chaude et humide, et qui serait un véritable état morbide.

Maintenant une question se présente : c'est de savoir comment la seule pléthore veineuse peut déterminer des différences aussi grandes, des oppositions aussi marquées au physique et au moral entre les individus de chacun de ces tempéraments. Si l'on s'en rapportait aux apparences extérieures, la bile en serait peut-être, sinon la cause unique , au moins la cause principale.

D'abord, fluant abondamment dans le canal intestinal, elle l'entretient dans un état d'excitation qui doit provoquer vivement le besoin des aliments, tandis que, d'une autre part, elle y provoque l'affluence des forces vitales. Le sentiment de l'appétit chez les bilieux doit être beaucoup plus pressant que chez les sanguins, la quantité des aliments plus considérable, la digestion plus rapide : aussi est-ce parmi eux que se rencontrent le plus souvent les grands mangeurs, les hommes robustes et les athlètes.

Outre les causes de cette espèce d'appétit vorace que nous venons d'énoncer, il en est peut-
être encore une autre non moins importante ; c'est
que l'économie, qui mieux que nous sait apprécier
ses besoins , pour remédier à l'état d'altération du
sang veineux et le porter au degré de révivification nécessaire, peut réclamer une certaine
quantité de chyle de plus. Cette conjecture devient
assez probable, quand il est reconnu que , dans
nombre d'autres circonstances, la nature, en
cherchant à s'affranchir d'un obstacle , tend à
mettre à profit ses efforts pour tous les besoins
qu'elle peut avoir.

Alors tel serait à peu près le mécanisme de
l'opération : embarrassée de l'hydrogène et du carbone qui surabondent dans le sang veineux , elle
parvient à l'en dépouiller en séparant une plus
grande quantité de bile ; mais comme la proportion en devient trop forte pour les besoins or-
dinaires , elle nécessite une plus grande quantité
d'aliments pour être consumée. Il en résulte conséquemment plus de chyle , et ce chyle devient
à son tour un moyen de révivification de plus
pour le sang veineux et de nutrition pour l'économie. Aussi les bilieux sont-ils généralement
vigoureux et très-musclés.

Mais encore, bien qu'elle emploie toutes ses ressources pour surmonter les entraves que lui oppose le sang veineux, et qu'au moyen d'aliments copieux et de l'activité de la digestion, elle parvienne, en grande partie, à faire l'emploi de la quantité de bile que les circonstances la forcent de préparer, il est rare qu'elle puisse en faire une dépense telle qu'il n'en reflue plus ou moins dans les diverses parties du corps, et qu'une portion de sa matière colorante ou du carbone qui restent mêlés avec les sucs nutritifs, repoussée de l'intérieur vers la surface, ne rembrunisse l'organe cutané qui paraît en être le dernier émonctoire.

En effet, ce n'est plus cette peau douce, fine et blanche du tempérament sanguin, cette physionomie fraîche et rosée qui confond tous les âges avec le printemps de la vie; la bile fondue dans le tissu en altère l'éclat et le coloris, lui donne un ton sombre et brunâtre, et modifie la couleur du visage, lorsqu'il s'anime, jusqu'à lui faire prendre une teinte de rouge obscur qui, par le progrès de l'âge, se fonce encore de plus en plus.

Si ce n'est pas la bile elle-même qui se trouve absorbée avec le chyle, il paraît au moins que sa matière colorante, qui chez les bilieux est très-

abondante, n'étant pas entièrement précipitée lors
du départ des sucs alimentaires, y reste en assez
grande proportion pour souiller tous les fluides
avec lesquels elle circule sans subir d'altération,
même de la part de l'organe pulmonaire, avant
d'arriver à la peau.

Il paraît que cet organe et ses dépendances,
ainsi que je l'ai dit, sont les principaux agents de
l'excrétion de cette matière étrangère, et son
dernier terme dans la circulation : les cheveux et
les poils y ont même une part assez considérable.
Chez les sanguins, ils sont blonds ou châtains ;
chez les bilieux, ils sont noirs ou brun-foncé.

Autre contraste non moins frappant avec le
tempérament sanguin : c'est qu'en raison de l'activité du centre gastrique qui rappelle en quantité
les humeurs de son côté, les tissus cellulaire et
cutané, denses et affaissés dans les intervalles des
muscles et des saillies des os, en laissent aper-
cevoir les formes à travers la peau, et donnent à
toutes les parties du corps l'aspect de la force et
d'une santé robuste, comme à la physionomie
l'expression du caractère et souvent de la dureté.

L'influence de la pléthore veineuse, et secon-
dairement l'abondance de la bile dans les sucs
alimentaires, ne produisent pas moins d'effets au

moral qu'au physique. Pour s'en convaincre, le lecteur n'a qu'à faire l'analyse comparative des deux tempéraments sanguin et bilieux qui précèdent ces lignes, et ce travail de sa part éclaircira mieux cette question qu'une dissertation plus étendue.

Maladies particulières à ce tempérament.

Les personnes d'un tempérament bilieux vieillissent de bonne heure, et sont sujettes aux fièvres bilieuses, aux gastrites, aux inflammations du foie, à l'ictère ou jaunisse, au choléra-morbus.

Méthode prophylactique.

Le régime le plus salutaire pour les bilieux consiste dans l'association d'une nourriture animale et végétale, car il ne serait point convenable à leur santé d'user presque exclusivement de substances animales, ou de s'astreindre à une diète végétale. Ces personnes devront faire usage, le moins possible, de substances grasses et caseuses, telles que le lait, le fromage, la crème, le beurre, les graisses de porc, de mouton, etc. Elles feront, au contraire, un usage fréquent de boissons rafraîchissantes, légèrement aci-

dulées , ainsi que de végétaux frais , doux , mucilagineux et aqueux, et quoique le vin pur ne leur
soit pas interdit pendant les repas , elles n'en
useront qu'avec modération , et s'abstiendront de
vins chauds , amers , fortement colorés , à cause
de la trop grande excitation qu'ils développeraient
sur le canal intestinal. Pour la même raison, elles
exclueront les assaisonnements de haut goût , et
n'useront que rarement et avec mesure de café ,
de thé et de toute espèce de liqueurs spiritueuses.
L'exercice est favorable aux bilieux , parce qu'il
favorise le cours des humeurs vers la peau. Les
excès de table sont nuisibles aux hommes doués
de ce tempérament ; et comme il existe une liaison
étroite entre les organes de la digestion et ceux
qui président aux fonctions intellectuelles, plus
que toute autre , le bilieux qui se livre à l'intempérance , est sujet à l'hypocondrie. Les évacuations de toute espèce devront être entretenues
avec la plus grande attention, mais surtout les
selles. Ne savons-nous pas qu'une irritation générale est le résultat ordinaire d'une constipation
opiniâtre ?

Les travaux intellectuels, trop longtemps soutenus, seront nuisibles à l'homme d'une constitution bilieuse. Il évitera les causes qui peuvent

exciter les passions. Le séjour des champs conviendra aux bilieux ; les exercices pris avec modération leur seront salutaires. La chasse, l'équitation, les travaux de l'agriculture devront partager leurs moments. La continence absolue ne saurait être conseillée à ces hommes ardents ; mais ils doivent se garder des excès contraires.

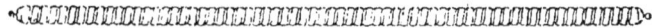

Tempérament Nerveux.

Les individus de ce tempérament présentent un corps grêle, élancé ; une peau sèche, pâle, décolorée ; un regard timide, des yeux le plus souvent bleus, des cheveux ordinairement blonds, des chairs molles ; une respiration variant avec les qualités de l'atmosphère ; un pouls faible, concentré, prenant de l'accélération par la plus légère impression extérieure ; une digestion lente, pénible, un défaut d'appétit ; des selles dures et rares, où les matières alimentaires conservent encore leurs qualités premières ; des urines pâles, ternes et fréquentes ; un sommeil

tourmenté par des chimères; une fatigue excessive au moindre exercice ; une inquiétude continuelle causée par cette exaltation de sensibilité,
qui fait que ces individus sont fortement émus de
ce qui effleure à peine les autres hommes, et
poussent des plaintes continuelles sur leur sort ;
une mobilité excessive, autre conséquence du
même principe, qui les force sans cesse à changer
de position pour en trouver une où ils puissent
être bien, aveuglement bien singulier qui les em-
pêche de voir que le principe de leurs peines
est dans eux et non dans les objets qui les en-
tourent. Enfin, tristesse, morosité bien pardon-
nables, puisque, sur cette terre, la somme des
maux dépassant de beaucoup celle des biens, ils
sont en proie à des tourments sans cesse renais-
sants. Ils éprouvent des désirs violents qu'ils ne
peuvent satisfaire, et des impressions doulou-
reuses qu'ils ne peuvent éviter. Cet état venant à
persister, une sombre mélancolie se manifeste,
des fantômes poursuivent leur imagination égarée,
ils prennent en haine tous les hommes et même
leurs parents et leurs amis.

On a presque toujours dit des individus nerveux, qu'ils étaient tout bons ou tout mauvais :
expression qui, passée dans la langue du vulgaire,
prouve qu'elle est juste et facile à saisir.

En effet, il n'est peut-être pas de contraste plus frappant que celui que présente le bon et le mauvais côté de ce tempérament.

D'une part, sentiments profonds d'humanité, de bienfaisance pour le malheur, de reconnaissance pour les moindres services, de délicatesse minutieuse pour tout ce qui tient à l'honneur et aux devoirs de la société, pratique sincère de toutes les vertus, confiance et crédulité, quelquefois trop faciles ; mais aussi, contrariétés trop frappantes d'avoir été dupe. L'âme alors est tellement affectée, que souvent l'impression en est ineffaçable ; et, malgré toutes les preuves d'intérêt, d'attachement et de sincérité qu'on puisse ensuite leur offrir, ils ne peuvent se défendre d'être soupçonneux jusqu'envers leurs meilleurs amis.

A travers des brusqueries passagères, dévouement sans bornes à l'amitié. Au moindre danger qui menace, soins infatigables, craintes chimériques, conjectures accablantes, chagrins insurmontables et parfois mortels pour la perte d'un objet aimé ; et généralement toutes les secousses, tous les tourments, tous les désordres que peut éprouver une imagination très-mobile, sans cesse en travail, sans cesse alarmée, et constamment

disposée à ne voir, dans les tableaux qu'elle en-
visage, que les couleurs les plus sombres, et dans
l'avenir, que des présages sinistres et des motifs
de désespoir.

C'est dans cette section que, mises à part des
inégalités de caractère, dues à une irritabilité
.très-facile, et sans aucun rapport avec l'intention
et les sentiments du cœur, on rencontre les amis
éternels, les âmes douces et bonnes, accessibles
à la pitié, charitables sans ostentation, aussi
indulgentes pour les autres que strictes pour elles-
mêmes, les vrais croyants, les dévots de bonne
foi ; en un mot, des modèles de toutes les vertus,
et à peine quelques traces de légers défauts.

L'esprit et l'imagination qui, dans certaines
circonstances, s'élèvent jusqu'au véritable génie,
en a placé beaucoup au rang des hommes illus-
tres ; mais il est rare qu'ils excellent dans plusieurs parties à la fois. La métaphysique, les
sciences contemplatives, les arts, la peinture, la
sculpture surtout, et généralement tout ce qui se
rattache à l'exaltation des idées et des sentiments
sont en quelque sorte leur domaine exclusif. C'est
avec la physionomie de ce tempérament, qu'on
nous a représenté les anciens prophètes, les
grands théologiens, les anachorètes les plus cé-

lèbres, et que se montrent, dans leurs ouvrages,
Sapho, Young, Jean-Jacques, Le Poussin, Michel-
Ange, etc.

Nous venons de voir le tempérament nerveux dans ses nuances les plus favorables, et
décoré des palmes de toutes les vertus; envi-
sageons-le maintenant dans ses travers et défi-
guré par les horribles difformités du vice et du
crime.

Dans cette section, nous verrons l'hypocrisie
aux yeux baissés, au regard oblique, simulant
des formes honnêtes pour tromper l'homme de
bonne foi; l'envie, la haine, la perfidie, hérissées
de piéges et d'embûches, tout en affectant les
soins les plus empressés, le sourire le plus obli-
geant, méditer les trames les plus odieuses, les
projets les plus atroces. D'une autre part, nous
trouverons l'égoïsme, la cupidité, la mauvaise foi
spéculant sur la misère d'autrui, abusant de la
confiance et de l'urgence des conjectures pour
violer des paroles sacrées, profaner les actes
les plus saints, et s'engraisser effrontément et de
sang-froid des dernières dépouilles du malheur.

Nous verrons encore, tantôt le génie de l'in-
trigue, l'ambition aveugle, se vouant aux plus
honteux avilissements auprès des grands, et sou-

vent employant des moyens infâmes pour sur-
prendre leur bienveillance ; tantôt la fierté ridicule et l'insolente sottise, dans la prospérité,
méconnaissant jusqu'à ses bienfaiteurs ; ou la
bassesse ignoble des lâches qui, dans les transes
d'un revers ou de quelque disgrâce inattendue,
mendient à genoux l'oubli de leurs torts.

Si dans la section précédente, à quelques imperfections près, nous rencontrons des modèles de
bonté, de candeur et de toutes les qualités dont
s'honore l'homme honnête et généreux, dans celle-
ci nous rencontrons tous les vices et pas un ves-
tige de vertus.

Quand cette funeste disposition se trouve encore secondée par le génie, qui malheureusement
s'y trouve réuni, et que la voix de la conscience
ne peut maîtriser les mauvais penchants du cœur
et les écarts de la raison, c'est un épouvantable
tableau qui nous offre le groupe monstrueux des
riches impitoyables, des avares toujours affamés,
des mauvais pères, des enfants ingrats, des ho-
micides, des empoisonneurs, des scélérats de
toute espèce, des hommes enfin souillés de tous
les vices et capables de tous les crimes.

Ce ne sont plus ici les débordements du tempérament bilieux, emporté par la violence des

passions et les illusions d'une ambition incoëer-
cible, se montrant, dans ses plus terribles égarements, toujours grand, toujours sublime, et
poursuivant ses projets au grand jour; c'est le
crime déguisé sous les masques les plus vils, tra-
vaillant dans l'ombre, épiant et désignant de loin
ses victimes, calculant froidement ses moyens,
foulant sourdement aux pieds tous les principes,
et marchant escorté de toutes les ruses, de toutes
les perfidies pour arriver à son but.

Pourrait-on considérer cette espèce d'abju-
ration des lois de la nature, de la raison et de la
morale, comme une disposition naturelle à l'espèce humaine? Non. Il y a certainement dans
cette malheureuse condition quelques causes physiques ou quelques lésions dans les organes du
sentiment qui la déterminent : on ne peut suppo-
ser qu'il ait entré dans les calculs de la Providen-
ce de créer tout exprès des êtres aussi dégradés.
Quand elle leur a donné les formes à tous, elle a
pu les varier à son gré, mais elle ne les a pas
moins établies régulières et dignes de faire partie
du chef-d'œuvre de l'univers. Quand elle s'en
écarte, l'erreur ne lui est pas même imputable,
et les difformités qui déparent quelquefois ses ouvrages, sont dues plutôt à des accidents qui ré-

sultent des nombreux rapports qu'ils ont avec les objets qui les environnent, qu'au vice des lois qu'elle a pu s'imposer.

Je dirai donc que cette nuance extrême du tempérament nerveux n'est aucunement naturelle, et que l'atrabile, que l'on prétend en être la cause déterminante, est une preuve de plus et péremptoire qu'il y a véritablement affection particulière et locale ; et si l'on fait attention que la disposition physique et morale dont il s'agit ne se développe guère avant l'âge adulte, que c'est dans l'âge mûr qu'elle est la plus commune, on ne peut nier qu'elle ne soit une affection postérieure à l'organisation primitive, résultant, comme toutes les autres maladies, de l'influence de causes ou d'agents auxquels notre existence, nos besoins, nos habitudes, et quelquefois nos égarements nous assujétissent.

Ses rapports avec les fonctions principales de notre économie.

J'ai dit précédemment, que dans le tempérament bilieux, il n'existe déjà plus de rapport exact entre le système artériel et le système veineux, parce que les troncs secondaires n'ont pas une force de mouvement capable de faire circuler, avec une vitesse proportionnelle, la quantité de fluides que laissent passer les radicules veineuses; qu'il y a lenteur et embarras dans la circulation, et que, par une conséquence nécessaire de cette disposition, l'hydrogène et le carbone, provenant du résidu du sang artériel et du détritus des organes, surchargent le sang veineux.

Cette surabondance de principes hétérogènes, ai-je ajouté, en arrivant dans l'organe pulmonaire, en affaiblirait l'activité, en paralyserait les efforts, et même, en rentrant en partie dans la circulation générale, troublerait les fonctions, vicierait les humeurs, et, au lieu d'un tempérament, déciderait un état morbifique; que c'est avec le secours des systèmes hépatique et gastro-intestinal, que la nature s'est réservé les moyens de s'en débarasser : l'un, au moyen de la bile qu'il sépare en abondance, purge le sang de la veine-porte de l'hydrogène et du carbone qui s'y trouvaient en excès; et l'autre, par la digestion d'aliments plus copieux, consume le liquide biliaire à mesure qu'il arrive; qu'en conséquence, le sang qui retourne au poumon se trouve dans des conditions telles qu'il ne peut résister au travail de cet organe; qu'il en subit, au contraire, facilement les effets, et en ressort doué des qualités du sang artériel.

Dans le tempérament nerveux, les choses ne sont pas à beaucoup près les mêmes : la lenteur de la circulation veineuse et la pléthore existent, peut-être même sont-elles augmentées, mais l'économie n'est plus établie sur des bases aussi fortes, avec des matériaux de qualité supérieure. Le système gastro-hépatique est loin de jouir de la même énergie, de la même force de mouvement, et de là, nombre de conséquences qui forment une partie des caractères du tempérament nerveux : peu d'appétit, peu de bile séparée; peu d'aliments introduits, peu de chyle formé, et, d'un autre côté, report au poumon de l'hydrogène et du carbone du sang veineux, en même temps que disette dans les sucs propres à la restauration de ce fluide et à la réparation des pertes que fait l'économie.

Mais ce ne sont pas les seuls obstacles à la vitalité des individus de ce tempérament : les systèmes artériel et pulmomonaire eux-mêmes sont en état de pénurie de forces, et, quand ils n'y seraient pas, en raison de leur organisation primitive, ils y tomberaient en vertu de l'influence des principes délétères qui rentrent dans la circulation générale.

Dans le tempérament nerveux, tout porte à croire que l'extension du système artériel est beaucoup moindre que dans les tempéraments précédents. L'aspect du visage habituellement hâve, la peau d'ordinaire mal colorée, annoncent qu'il y a plus de sérosité dans la circulation que de globules rouges, et que ceux-ci ne peuvent arriver jusqu'aux vaisseaux de la surface, indice à peu près certain de la diminution de leur volume et de leur quantité, comme du diamètre et de la force impulsive du cœur et des artères.

Dans le tempérament sanguin, le sang abonde, et le diamètre des artères et des veines est dans une juste proportion. Dans le tempérament bilieux, le sang abonde encore, mais les vaisseaux veineux trop dilatés, relativement à la capacité des artères, ou trop faibles, ne réagissent pas assez : la circulation s'y ralentit et le sang se carbonise. Dans le tempérament nerveux, au contraire, le sang n'est pas assez abondant, le cœur suffisament développé, et cet organe, pour opérer la circulation, est obligé de multiplier ses mouvements ; aussi, les individus nerveux ont-ils, dans l'état de santé, le pouls plus fréquent, plus petit, plus serré que les autres, et, dans l'état de maladie, souvent au-dessous de la fréquence naturelle.

Mais, de ce que l'humeur mère n'est pas assez abondante, n'est pas assez vitalisée, les organes, en général, doivent s'en ressentir dans leur texture et dans leur développement; et c'est pourquoi les sujets nerveux, dans tous les âges, offrent une constitution grêle et mesquine : il semble que la nature, parcimonieuse ou bornée dans ses moyens, n'a pas mis, ou n'a pas voulu mettre assez de substance pour accomplir des constitutions robustes.

Dans cette condition de l'économie, il n'est donc pas étonnant que le système nerveux, d'une part, faiblement organisé, de l'autre, sans cesse tourmenté par des principes délétères qui, dans leur circulation, l'offensent dans chaque fibre qu'ils rencontrent, soit constamment dans un état de susceptibilité exquise, et souvent réponde irrégulièrement, avec une sorte d'impatience et par caprice aux impressions perçues par les sens. C'est de là que proviennent plusieurs phénomènes physiques et moraux, au milieu desquels il semble que la nature ne se meut que par bonds et boutades, et qui, probablement, ont fait confondre ce tempérament avec l'affection dite *tempérament mélancolique*.

De tout ce que j'ai dit jusqu'à présent, on peut

4

tirer cette conséquence, que c'est du défaut
d'activité du cœur, du peu de dimension en tous
sens du système artériel et de l'imperfection du
sang que naissent tous les désavantages du tempérament nerveux, tels que : 1° l'action affaiblie
de l'organe pulmonaire et la dépuration incom-
plète du sang veineux ; 2° l'embarras des viscères
abdominaux, l'inertie ou l'appétit capricieux des
organes digestifs, l'altération des sucs biliaires
et gastriques, et la difficulté des digestions ; 3° la
quantité diminuée et la dépravation des sucs alimentaires ; 4° la disette du chyle dans la révivification du sang veineux ; 5° l'insuffisance de la
matière nutritive pour fournir aux sécrétions et
réparer les pertes du corps ; 6° l'appauvrissement
des solides, et surtout quand la vieillesse ap-
proche, l'aridité de tous les tissus ; 7° la diminution des forces en général, l'indolence, la pa-
resse et la fatigue au moindre exercice.

On dit communément que la grande susceptibilité des individus est un résultat de la prédominance du système nerveux sur les autres.
L'expression est-elle exacte ? Ne donne-t-elle pas
une idée fausse des choses ? Peut-on consentir la
prédominance ? Peut-on accorder le privilége de
la force à une puissance qui chancèle aux moin-

dres impressions, et tombe en désordre au
moindre choc? S'il y avait action augmentée,
force réelle, et raison de l'influence très-étendue
de ce système sur l'économie, le système du cœur
et des artères n'entrerait-il pas dans une excitation plus grande? L'estomac n'aurait-il pas des
appétits plus réguliers, ne réclamerait-il avidement des aliments dans un instant, que pour lan-
guir ensuite et tout refuser dans un autre? Au
contraire, le système artériel éprouve de l'embarras dans ses mouvements, et le pouls est petit
et fréquent. L'estomac n'a que des fantaisies passagères et souvent ne peut digérer ce dont il était
le plus avide. La puissance nerveuse est dans une
disposition, non de vitalité augmentée, mais bien
de susceptibilité très-exquise, d'émotion et de
trouble facile : indice de faiblesse, non-seulement
dans le système nerveux, mais dans tout l'individu.

D'ailleurs, comment les nerfs et le cerveau
pourraient-ils être plus favorablement partagés
que le reste de l'économie? N'est-ce pas toujours
le sang artériel qui les répare et les alimente?
Et n'est-ce pas avec les mêmes éléments qu'il
fournit pour les autres organes?

Je crois que l'on pourrait prétendre avec plus

de fondement que, dans ce tempérament, où tous les systèmes sont dans une sorte de souffrance, le système nerveux est un de ceux qui souffrent le plus. En effet, l'action débilitante de l'hydrogène et du carbone peut-elle porter atteinte aux organes et ralentir leurs fonctions, sans se porter préalablement sur les fibres motrices? Et celles-ci ne sont-elles pas des nerfs? Alors, dès que les substances délétères produisent leurs effets sur cet ordre de fibres, on peut conclure qu'elles doivent les produire également sur les fibres sensibles; et si, de plus, ce qu'on ne peut guère contester, les sécrétions qui leur sont destinées sont altérées comme toutes les autres, on ne peut douter qu'elles ne participent de l'état de faiblesse générale; et dès lors il est facile d'expliquer tous les contrastes et toutes les anomalies morales que fournit ce tempérament.

Maladies particulières à ce tempérament.

La classe entière des maladies nerveuses paraît être dévolue aux individus de ce tempérament. La folie, la mélancolie, l'épilepsie, les convulsions sont leur triste partage; leurs maladies aiguës se compliquent fréquemment de délire et d'autres symptômes nerveux; les soubresauts

dans les tendons, le rire sardonique ou convulsif
viennent porter la crainte dans l'âme des personnes qui leur prodiguent leurs soins; et cette ter-
reur n'est, hélas ! que trop souvent justifiée
par une terminaison fatale.

Méthode prophylactique.

Le régime indiqué pour le tempérament bilieux
est également applicable à celui-ci. Mais comme
les organes digestifs sont plus irritables chez les
nerveux, et que les substances alimentaires
éprouvent généralement beaucoup plus de difficulté pour traverser le canal intestinal, on doit
être sévère sur la nature des aliments et s'abs-
tenir de tous ceux dont la digestion n'est pas facile, ou dont l'action est trop stimulante. Ainsi,
on évitera de manger des viandes noires, salées,
faisandées, épicées ou relevées par d'autres assaisonnements trop forts, des fromages vieux,
des fruits acides, astringents ou peu mûrs. Les
boissons seront les mêmes que celles indiquées
pour le tempérament bilieux. Une atmosphère
tempérée leur sera fort avantageuse. On doit
attendre les plus grands résultats de l'usage des
bains tièdes. Si la personne qui réclame les avis
de la médecine est extrêmement affaiblie, on

pourra rendre les bains toniques par l'addition de
certaines substances, et même en diminuant, par
degré, la température de l'eau. Rien ne lui sera
plus convenable que les bains froids à l'eau cou-
rante, et plus encore les bains de mer. On insis-
tera principalement sur les exercices, le séjour à
la campagne, la chasse, les travaux rustiques,
afin de la distraire de cet excès d'irritabilité nerveuse, de cette sensibilité qui la tourmente. Je
poserai, pour premier principe, qu'il est indispensable de soustraire la personne chez laquelle
prédomine l'irritabilité nerveuse aux causes qui
ont pu développer cette prédominance. Si c'est la
peinture, la musique, la poésie, il faut lui en
interdire impitoyablement l'usage ; si c'est la cul-
ture des sciences naturelles ou exactes, il ne faut
pas se montrer plus indulgent. Mais ce sont le
plus souvent les passions qui enfantent cette susceptibilité nerveuse ; et, parmi elles, c'est l'amour
qui fait le plus de victimes. L'absence est, dans ce
cas, le remède le plus efficace ; et si le malheureux que l'amour tyrannise ne succombe pas à sa
douleur dans les premiers jours de l'absence, on
pourra tout espérer de ce puissant moyen. Lorsque c'est à un dérangement dans l'écoulement
menstruel qu'on peut rapporter l'origine de cette

constitution, toutes les ressources de l'art doivent être dirigées pour le rétablir dans son état
habituel.

Si les excès dans tous les genres sont terribles
pour quelqu'un, c'est bien pour l'être faible dont
je parle; et si les excès dans les plaisirs de
l'amour ont souvent abrégé l'existence, s'ils l'ont
semée de mille maux, c'est encore chez les personnes de ce tempérament.

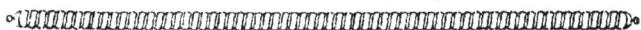

Tempérament Lymphatique,

Phlegmatique ou Muqueux.

Le volume du corps, chez les lymphatiques,
leur stature, généralement assez élevée, la stabilité de leur port, annoncent des masses musculaires et une charpente osseuse, assez dévelop-
pée. En effet, outre la pléthore graisseuse, les muscles sont épais et larges, mais ils sont mous et peu
contractiles: les os sont gros, surtout aux articulations, mais ils sont extraordinairement spon-
gieux; et, s'ils rompent difficilement, c'est plus
en raison de leur souplesse et de l'abondance des

sucs qui les entretiennent, qu'en raison de leur consistance et de leur force réelle.

Au reste, leurs formes sont assez belles, leur visage assez arrondi, leurs dents blanches, et d'ordinaire bien rangées; la peau, sans être animée, est douce et d'une blancheur agréable. Les traits sont en général bien proportionnés, mais ont peu d'expression; les yeux grands, bleus ou grisâtres, sont timides, s'ouvrent rarement tout-à-fait, et même souvent restent mi-clos. Les cils sont longs; les sourcils parfois assez denses, parfois assez peu garnis, et toujours blonds ou châtains-clairs, ainsi que les cheveux, font peu d'effet et ne prêtent aucunement au jeu de la physionomie.

Ce tempérament offre néanmoins de très-beaux modèles dans les deux sexes; mais ils intéressent plus de loin que de près, et par la beauté de leurs formes, plus que par l'attrait de leurs charmes. Chez les femmes, il est même rare qu'ils se soutiennent au-delà de l'âge adulte. L'embonpoint, qui se développe quelquefois d'une manière monstrueuse, bientôt les déguise, et n'offre que des masses ridicules par leur volume et leur tournure.

La démarche des lymphatiques est lente et pesante, leurs mouvements, surtout, quand ils veulent y mettre de la célérité, sont évidemment contraints et mal exécutés ; leur manière d'être et de se présenter dans la société n'est pas plus heureuse ; à leur ingénuité, pour ne pas dire, à leur air gauche, indifférent et forcé, on dirait qu'ils sortent du village et voient le monde pour la première fois.

Le système nerveux, participant de l'état d'apathie des autres organes, les fibres sensibles et les sens physiques et moraux ne sont pas plus animés que les fibres motrices.

L'indifférence avec laquelle on voit les lymphatiques supporter les impressions les plus fortes, suffirait pour caractériser leur tempérament. Impassibles au milieu des plaisirs, comme à toutes les peines qui leur arrivent, leur âme semble ne laisser aucune prise au sentiment. Dans le choc des opinions, dans les blessures de l'amour-propre, dans les disgrâces de l'ambition, les revers de la fortune, enfin dans tous les genres de contrariétés les plus révoltantes, leurs passions, aussi froides que leurs humeurs, ne se laissent pas ébranler, et n'éprouvent jamais de ces fluctuations impétueuses qui, dans les autres tempéraments, bouleversent quelquefois l'esprit et la raison.

La perte des amis, des parents les plus chers, le bonheur d'un rival, les déchéances de position ne sont guères capables d'exalter leur sensibilité plus que tout événement qui leur serait étranger.

L'amitié chez eux peut-être sincère et durable; mais elle est si tempérée, qu'elle a plutôt l'apparence d'un commerce de convenance insignifiant, que d'un sentiment réel.

L'amour lui-même n'est pas plus habile, non à les émouvoir, encore moins à les enflammer, mais à leur inspirer seulement l'idée d'un penchant qui fait le bonheur des deux sexes. Aussi calme, aussi raisonnable, aussi tiède que l'hymen lui-même, il n'a rien à perdre à la métamorphose. Avec les lymphatiques, il est sans ailes, sans carquois, sans cortége; la ceinture de Vénus n'a pour eux ni charmes, ni prestiges. C'est avec son imperturbable tranquillité que Xénocrate, dans le boudoir de Laïs, résiste sans effort à tous les moyens de séduction de l'art et de la nature. Tant il est vrai que la nature, dans le tempérament lymphatique, semble n'avoir pas eu d'autre but que de nous montrer des êtres à peu près nuls, ou plutôt exempts de toutes passions, et jouissant du privilége exclusif de tout voir, de tout éprouver sans rien sentir!

Cette espèce d'inaction morale leur donne pourtant quelques avantages dans le commerce de la vie sociale. Comme ils sont généralement simples, dociles et bons, ils s'accommodent volontiers de tous les caractères, et sont rarement en mésintelligence avec les autres ; mais ils sont, d'une autre part, égoïstes, timides et poltrons, incapables d'aucun sacrifice à l'amitié, comme d'aucune entreprise difficile et périlleuse : rarement, ou plutôt jamais, on n'en a vu risquer leur vie pour leurs amis, de venus chefs de parti, grands politiques et grands conquérants.

Cependant la nature ne leur a pas refusé tous les moyens ; ils ont quelquefois beaucoup de justesse dans le jugement, et un côté de génie qui leur est propre. Ce n'est pas, comme je l'ai dit tantôt, celui des projets hardis et d'exécution improvisée ; leurs idées, lentes à éclore, ne s'y prêteraient pas ; et généralement, en fait de conception, tout ce qui tient à la vivacité de l'esprit et de l'imagination n'est pas de leur domaine ; leur plus grand mérite est de voir juste dans les questions douteuses ou compliquées, et qui exigent pour leur solution beaucoup de sang-froid, de patience et de réflexion. Les mathématiques et les sciences exactes sont le champ qu'ils culti-

vent avec le plus de succès , et même où souvent
ils excellent.

Les sens physiques , chez eux , ne sont pas
plus excitables que les sens moraux ; toutes les
causes impressives ne produisent que des affections éphémères et à peine aperçues. Les couleurs
les plus séduisantes, les sons les plus harmonieux,
les odeurs les plus suaves n'ont pas de charmes
qui les excitent. La douleur même , lorsqu'elle
serait insupportable pour les autres, éveillerait
tout au plus leur sensibilité. Le goût est peut-
être le sens qui se laisse affecter le plus sérieusement, et quoique les organes gastriques ne
jouissent pas d'une grande énergie, on voit souvent des lymphatiques rechercher les bons mets.

Ses rapports avec les fonctions principales
de notre économie.

Dans le tempérament lymphatique , nous re-
trouvons encore des nuances différentes et qui
ne sont pas moins caractéristiques que celles des
autres tempéraments dont je viens de présenter
l'analyse.

Le cœur exerce ses mouvements avec difficulté, et sa texture est moins consistante ; le sys-

tème artériel a peu d'extension. Ses tubes sont
assez grands, mais ils manquent de ressort. Aussi
le pouls est-il mou, faible et lent.

Le système veineux, tant pour la force de
mouvement que pour la capacité, est bien en
rapport à-peu-près avec les artères, mais, comme elles, il est languissant, et le sang contient
beaucoup de sérosité; aussi la bile, chez les lymphatiques, à moins que le foie et ses dépendances
n'éprouvent quelque désordre, apparaît-elle rarement à l'épiderme.

Comme dans les deux derniers tempéraments,
la disposition du cœur et des artères entraîne une
foule de phénomènes particuliers à celui-ci.

En raison de la faiblesse de leurs constitutions,
tous les organes sont dans un état d'apathie. Le
poumon, agent essentiel de la vivification du
sang veineux, languit donc comme tous les autres.
La respiration est lente, faible, embarrassée;
l'analyse pulmonaire ne peut donc être complète :
alors une partie de la transpiration pulmonaire
ne pouvant être évacuée, retourne au ventricule
gauche avec le sang, se délaye, circule avec les
globules rouges dans l'étendue qu'ils ont à parcourir, et ne porte aux organes que des sucs nutritifs aqueux et presque inertes.

Par une conséquence nécessaire de la médio‑
crité de la force du mouvement du cœur et des
artères, et de la courte distance que parcourent
leurs ramifications, les globules rouges ne peu‑
vent circuler à de grandes distances, c'est‑à‑dire
que les artères sanguines se prolongeant beau‑
coup moins loin que dans les autres tempéra‑
ments, surtout le sanguin et le bilieux, les ar‑
tères lymphatiques naissent beaucoup plutôt et
occupent conséquemment beaucoup plus d'espace
dans les tissus.

Mais par la raison que les fluides qu'elles
charrient sont très‑aqueux, qu'ils sont incapables
de les stimuler au point de provoquer la réaction
nécessaire à la circulation capillaire, il y a refroi‑
dissement, plénitude, engouement dans les or‑
ganes, et surtout dans ceux qui sont le plus
éloignés du centre, le moins arrosés par les ar‑
tères sanguines, et dont l'organisme et la texture
sont plus compliqués. Les membranes muqueuses
et séreuses, le tissu cellulaire et cutané, les
glandes, le foie, le cerveau doivent être infini‑
ment surchargés.

C'est de l'abondance des sucs aqueux, station‑
naires dans tous les tissus, que provient la dis‑
position molle et volumineuse des individus de

ce tempérament ; leur embonpoint , la blancheur
et la beauté de leur peau , la plénitude arrondie
de leurs membres. Mais tous ces attributs qui ne
sont dus qu'au cumul des humeurs dont la circulation n'est pas assez active, quand celle-ci
vient encore à se ralentir par le progrès de l'âge,
ou toute autre circonstance , que les forces du
système artériel diminuent tous les jours davantage , et que l'impulsion donnée aux fluides se
trouve de plus en plus limitée , tous ces attributs,
dis-je , ne tardent pas à perdre leur éclat et leur
mérite.

L'appareil graisseux qui remplissait les intervalles des muscles , arrondissait les inégalités des
os , distendait agréablement le tissu de la peau ,
lui donnait cette couleur éblouissante que l'œil se
plaisait à contempler ; cette consistance élastique,
cette fermeté rénitente que la main palpait avec
délices , se résoud en un fluide qui n'est plus que
de l'albumine étendue dans l'eau , qui se répand.
dans un tissu cellulaire sans ressort, et décide
cet état d'infiltration générale où la nature semble
noyée dans ses propres ressources.

Dans certaines parties même où les artères
lymphatiques , trop éloignées du centre , cessent
de recevoir et tombent dans l'inertie , comme

dans les seins chez les femmes , le tissu , naguère si richement pourvu , s'affaiblit et se flétrit : il ne reste qu'un réseau vide et molasse qui n'atteste plus que l'éloignement des forces de la vie , la disette des fluides et des pertes énormes.

Dans cet état de choses , le système membraneux n'est pas dans des conditions plus favorables : les humeurs qui ne peuvent s'exhaler par la peau refluent vers l'intérieur ; mais ce n'est plus en vertu de l'activité des absorbants qui s'ouvrent dans les mailles du tissu cellulaire qui les ressaississent et les reportent vers le centre , c'est par une sorte de regorgement et de mouvement mécanique qu'ils entrent et cheminent dans cet ordre de vaisseaux , et parviennent jusqu'à leurs orifices membraneux.

Alors, si, comme il arrive très-souvent, l'action des vaisseaux absorbants dans les cavités, ou des exhalants et absorbants à la surface des membranes muqueuses, ne répond pas à l'affluence des liquides qui s'y portent, il y a nécessairement épanchement d'une part et surcharge humorale de l'autre. Il ne faut plus qu'une cause capable d'ajouter à la gravité de la disposition existante, ou d'en favoriser les progrès, en achevant de rompre l'équilibre dans les fonctions, telle qu'une

température froide et humide, l'immersion incon-
sidérée dans un bain froid, le refroidissement du
corps après un exercice échauffant, pour déterminer une hydropisie quelconque, ou quelque
phlegmasie humorale de la poitrine, ou quelque
flux séreux du canal intestinal.

Lors même que les circonstances ne s'aggra-
vent pas au point qu'il y ait état morbifique, l'économie est encore plus ou moins en souffrance.
S'il n'y a pas épanchement dans les cavités, colli-
quation des sécrétions muqueuses, il y a toujours
augmentation dans les produits de l'exhalation,
travail continuel et pénible de la part des absorbants, pour en débarrasser l'économie, reflux
dans les veines, et, par suite, dissolution du sang
artériel; conséquemment, fatigue et surcharge
dans les organes, et difficulté dans l'exercice des
fonctions.

C'est en résultance de cette disposition organique, et de la pléthore aqueuse qui reflue en
partie dans le sang artériel, entrave les mouvements du poumon et du système digestif, que les
lymphatiques se trouvent oppressés et hors d'ha-
leine au moindre effort, que l'appétit, chez eux,
est obtus, la faim tardive et facile à supporter,
que les digestions sont lentes et difficiles, le

corps libre, souvent à l'excès, et les urines abondantes et peu colorées.

Sous le rapport de la digestion, les lymphatiques offrent matière à quelques réflexions qu'il est utile de ne pas omettre pour éclairer davantage la nature de leur tempérament et se rendre compte de plusieurs faits précédemment énoncés ; elles sont relatives à la sécrétion des sucs salivaires, gastriques et biliaires, ainsi qu'à la nature du chyle, à la force de mouvement des vaisseaux absorbants et chylifères.

De la grande quantité des fluides qui se dirigent vers les membranes muqueuses et le système glanduleux, de la force d'inertie qui enchaîne les organes, suivent diverses conséquences. C'est que, d'une part, les sucs salivaires, gastriques et pancréatiques, à cause de la grande quantité d'eau répandue dans l'économie, sont extrêmement délayés ; et que, de l'autre, ils ne peuvent être qu'imparfaitement élaborés, parce que les organes ne jouissent pas du ressort nécessaire pour opérer leur sécrétion complète, et séparer nettement ce qu'il y a de bon de ce qu'il y a de mauvais. Les sucs sécrétés se trouvent donc eux-mêmes incapables de produire, sur les fibres des vaisseaux qu'ils ont à parcourir, l'impression

propre à exciter et à soutenir leur force tonique
et le mouvement de la circulation ; et, sur le bol
alimentaire , les modifications qu'il doit subir de
l'action de chaque agent qu'il rencontre.

Ainsi , la salive , ne jouissant pas des qualités
requises, le bol alimentaire , en arrivant dans
l'estomac , outre qu'il trouve cet organe mal dis-
posé , qu'il y rencontre des sucs mal élaborés ,
n'est pas lui-même dans la condition voulue par
la nature, pour provoquer l'action du viscère, et
encore moins pour corriger le défaut du liquide
qu'il fournit. Il n'est donc pas étonnant qu'il y
séjourne longtemps , que la digestion soit labo-
rieuse , et que les lymphatiques , plus que les individus des autres tempéraments, éprouvent de
la gêne et de l'oppression après le repas , des
rapports nidoreux , des réjections glaireuses ,
et quelquefois la regurgitation de la matière des
aliments.

Pendant son séjour dans l'estomac , le bol alimentaire n'a donc pas subi de préparation plus
efficace par le suc gastrique, qu'avant d'y arriver
il n'en avait subi par le suc salivaire. Quand il
entre dans le duodenum , il se trouve encore dans
les mêmes circonstances, tant par rapport aux
sucs pancréatique et biliaire , que par rapport à
à l'intestin.

Ici les phénomènes se divisent en deux ordres : les uns relatifs à l'action du fluide pancréatico-biliaire sur les aliments, les autres relatifs à l'action de ceux-ci sur le duodénum.

Le pancréas ne jouissant pas de la force tonique plus que les autres organes glanduleux, et la sécrétion qu'il fournit n'étant pas mieux conditionnée que les autres humeurs, elle ne peut avoir les qualités de ce qu'on nomme une humeur louable ; elle ne peut en produire les effets.

Il en est de même de la bile qui diffère encore plus de l'état naturel que les deux autres humeurs ; trois causes importantes concourent à ce résultat : 1° la grande quantité d'eau dont le sang est étendu ; 2° ainsi que je l'ai dit, le peu de carbone qu'il contient relativement à la sérosité ; 3° l'engouement et l'inertie du foie. Il suit de là que la bile doit être très délayée, peu alcaline, peu colorée ; conséquemment de mauvaise qualité, insuffisante enfin pour opérer efficacement la séparation des sucs nutritifs du résidu excrémentitiel.

En comparant l'embonpoint médiocre des bilieux avec l'empâtement adipeux des lymphatiques, on arrive à ces réflexions : que le carbone en plus chez les premiers, et en moins chez les seconds, détermine peut-être chez ceux-ci une disposition propice à l'obésité. Les sanguins, dont toutes les fonctions sont en équilibre, où les éléments de la bile sont dans les proportions nécessaires pour former un liquide convenablement vitalisé, capable de conserver dans l'économie, entre la maigreur et l'exubérance des sucs, un juste-milieu, semblent venir à l'appui de cette idée.

Le bol alimentaire, lors de la mastication, et pendant son séjour dans l'estomac, pénétré de mauvais sucs, imprégné dans le duodénum de l'humeur pancréato-biliaire non moins viciée que les autres, ne peut fournir un chyle doué des qualités qui lui sont essentielles pour l'entretien de la santé, c'est-à-dire capable de provoquer les sécrétions intestinales qui doivent s'y mêler, capable d'impressionner les vaisseaux inhalants, de manière à ce que la circulation ne languisse pas dans leur trajet; capable, en un mot, en se mêlant avec le sang veineux, de lui fournir la matière de sa régénération convenablement élaborée, et de la disposer, en passant à l'analyse pulmonaire, à se convertir en sang éminemment artériel, nutritif et vivifiant.

Au contraire, il semble qu'il ne fournit qu'un

fluide chargé de substance graisseuse, incapable de se mêler intimément avec le sang, et dont l'économie a besoin de se libérer; mais que, ne pouvant porter au dehors, parce que les forces et les moyens lui manquent, elle est forcée de rejeter dans les mailles du tissu cellulaire, où elle reste en dépôt, en attendant les occasions propices pour s'en débarrasser, ou pour en faire l'emploi.

La nature, dans ce cas, cherche à tirer parti de sa position. C'est une substance inutile pour le moment, qui la gêne et dont elle se trouverait bien de se défaire, mais qui pourtant ne lui est pas absolument nuisible, et qui, subissant une modification nouvelle, soit par l'action de la bile, soit par la circulation pulmonaire, et peut-être par l'un et par l'autre, peut, lors de besoins ultérieurs, servir utilement dans l'économie.

Pour évacuer une partie des sérosités, elle a pourtant quelques avantages. Si la peau ne la seconde pas autant qu'elle pourrait le faire, les reins au moins lui prêtent activement leur ministère et même, au besoin, les membranes muqueuses du canal intestinal; aussi les individus, et surtout les femmes de ce tempérament, urinent-ils très-souvent et ont-ils généralement le ventre libre, mais c'est l'unique ressource de la nature et le

seul moyen de prévenir les désordres. Si , par
quelques circonstances, les urines se ralentissent,
le ventre se resserre; les engorgements, les épan-
chements et autres maladies analogues ne tardent
pas à survenir.

Je me résume et je dis que le tempérament
lymphatique ou muqueux a des os assez volumi-
neux, mais offrant aux extrémités articulaires
une disproportion marquée avec le corps de l'os,
c'est-à-dire abondamment pourvus de substances
spongieuses ; des muscles étendus, mais dont la
fibre lâche et molasse a beaucoup plus d'apparence que de force réelle ; un système sanguin
très borné dans son extension; un système lymphatique très étendu, mais sans ressort et sans
énergie ; enfin des fibres irritables et sensibles,
empâtées dans la matière, une âme et des sens
inhabiles et sourds aux impressions légères et
délicates, et incapables de percevoir des sensations, à moins de fortes secousses.

Maladies particulières à ce tempérament.

Les maladies particulières à ce tempérament
sont : les engorgements des glandes, les dartres ,
les écrouelles, le rachitisme, le carreau , les hydropisies , les catarrhes, les maladies des yeux .

les écoulements; et chez les femmes, les cancers du sein et de la matrice.

Méthode prophylactique.

Ce tempérament réclame un régime opposé à celui que j'ai tracé pour les tempéraments précédents. Ici les aliments excitants et fortement réparateurs sont parfaitement indiqués. Ce ne sont plus des légumes herbacés ou des fruits qui conviennent à ces individus si mous, si pâles, si faibles; ce sont des assaisonnements stimulants, propres à relever les forces de ces estomacs paresseux : c'est un vin chaud et généreux; c'est un punch léger; ce sont des liqueurs alcooliques prises modérément : c'est un café parfumé, capable de réveiller l'action endormie du cœur, principal organe de la circulation. Que ces individus s'exposent sans cesse aux rayons vivifiants du soleil; qu'ils respirent un air chaud ou très-froid; qu'ils prennent des bains élevés à une très-haute température. Ces extrêmes fortifieront leurs tissus sans énergie. Qu'ils se roulent sur un sable brûlant; qu'ils se plongent dans la mer, mais surtout qu'ils évitent les évacuations trop abondantes. Par ces moyens, longtemps continués, ils parviendront à modifier la plus fâcheuse constitution dont on puisse être pourvu.

Les exercices du corps conviendront parfaitement à ces individus ; ils ne devront pas s'adonner à des travaux trop pénibles et qui exigent trop d'efforts.

On ne craindra pas pour eux le danger des passions ; il est difficile qu'elles agitent le moins du monde leur pacifique existence. Enclins au sommeil, on ne leur permettra pas de s'y livrer trop longtemps.

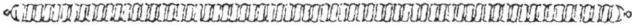

Des Tempéraments dans l'Enfance.

Nous ne pouvons nous dissimuler qu'il est dans les conditions de notre existence de croître, vieillir et mourir, que les ressorts de la vie se montent et se relâchent les uns après les autres, et que, si le physique éprouve des changements depuis la naissance jusqu'à la mort, le moral n'en éprouve pas moins.

Le développement du moral, dans les premières périodes de l'existence, et son affaissement dans les autres, modifiant singulièrement notre manière de voir et de sentir, éveille chez nous quelquefois des passions jusqu'alors assoupies, et, changeant le type de la susceptibilité nerveuse, contribue, autant peut-être que les altérations du physique, à nous faire subir, dans les différents âges de la vie, les épreuves d'un tempérament qui n'est pas le tempérament originel; comme lorsque la période de l'âge seconde celui-ci, nous le possédons avec tous les caractères qu'il lui est possible de comporter.

Envisageons cet enfant potelé, regorgeant de graisses et de liquides, dont les os et tous les solides semblent ensevelis dans l'épaisseur de l'embonpoint : aussi lent dans la production de ses idées, aussi gauche dans les saillies de sa gaîté, que lourd et maladroit dans l'exercice de ses mouvements, il nous offre au plus haut degré les caractères du tempérament lymphatique ou muqueux.

Suivons-le dans l'âge adulte : sa physionomie, débarrassée de la bouffissure de l'enfance, s'anime, acquiert de l'expression ; le visage, riant et coloré, porte avec lui tout l'éclat de la jeunesse, et ses muscles, agréablement dessinés, offrent la nature dans ses formes les plus élégantes.

Au moral, aveugle et léger dans ses désirs, volage en tous ses projets, briguant toutes les faveurs, oubliant avec une égale facilité ses bonnes fortunes et ses disgrâces, il nous donne l'exemple du tempérament sanguin dans son plus grand développement.

Dans l'âge mûr, ce n'est plus le même homme : les sucs lymphatiques diminuent de plus en plus ; le tissu cellulaire perd et s'affaisse ; le sang veineux, plus retardé dans sa marche, s'amasse et fait déjà ressortir la couleur des vaisseaux à

travers la peau ; les os commencent à laisser voir
leurs saillies, les muscles se prononcent, et les
traits de la physionomie, plus fortement ex-
primés, indiquent l'homme fait, l'homme à caractère.

Opiniâtre dans ses résolutions, méditant sérieusement ses desseins, ses affections ne sont
plus le résultat de passions éphémères. Les
offenses, comme les bienfaits, laissent chez
lui des traces profondes ; le sentiment ne s'éteint
plus. Chez quelques individus, l'amitié s'élève
jusqu'à la générosité sans bornes, l'amour jusqu'au délire, la passion de la gloire et des ri-
chesses jusqu'à l'ambition la plus démesurée, la
rancune jusqu'à la haine la plus amère, et la
vengeance, jusqu'à la cruauté : c'est le tempérament bilieux, avec toute l'énergie de ses passions.

Dans la vieillesse, tous ces attributs de la
vie brillante et active disparaissent : la peau n'est
plus ce tissu moelleux et velouté qui remplissait
de ses prolongements celluleux et succulents, et
les intervalles des muscles, et les dépressions des
os, arrondissait toutes les formes et présentait le
corps du jeune adulte avec l'ensemble de toutes
les grâces ; c'est une enveloppe coriace, sous laquelle apparaissent des veines gorgées de sang et

durement exprimées, des muscles amaigris, des tendons desséchés, des artères presque ligneuses; les rayons de la force tonique, resserrés vers le centre, ne secondent plus qu'imparfaitement les fonctions de la peau, de la vessie et du canal intestinal, et l'organe pulmonaire, forcé de suppléer en grande partie aux excrétions, devient un émonctoire de pituite abondante, et sans cesse en action.

Du côté du moral, les nerfs et le cerveau, participant de cet état d'aridité générale, ne rendent plus qu'un compte inexact des impressions qu'ils reçoivent. La sensibilité s'éteint, la vue s'affaiblit, l'ouïe devient dure, le tact est infidèle, la mémoire n'offre que de rares souvenirs. Dans des accès de dépit, joints à l'impatience d'une situation pénible, la volonté souvent n'est plus que l'expression du caprice; et l'imagination, l'esprit et la pensée, concentrés dans le cercle des premiers besoins, étendent à peine leurs fonctions au culte de quelques anciennes habitudes, ou de fantaisies passagères.

Combien de circonstances, dans cette période de la vie, rapprochent l'homme du tempérament nerveux, et même atrabilieux des anciens!

Signes auxquels l'on peut reconnaître les tempéra-
ments dans l'enfance. — Éducation convenable
à chacun d'eux.

D'après ces diverses dispositions de l'homme
dans les différents âges de la vie, dès que la
réalité des constitutions physiques et morales
originelles est reconnue, on ne peut disconvenir
que les premières doivent influer sur les secondes,
et qu'à certaines époques les tempéraments doivent acquérir une expression d'autant plus forte,
que l'âge les seconde, comme ils doivent être plus
ou moins modifiés, en raison de ce que chaque
système qui leur est étranger augmente en activité.

Ces rapprochements que l'on pourra considérer comme insignifiants, parce qu'on ne s'en
est jamais beaucoup occupé, sont pourtant d'une
assez grande importance sous le rapport de l'éducation des enfants, et pour l'homme lui-même
qui veut surveiller sa propre économie et s'ap-
pliquer les règles d'une hygiène raisonnée.

Prenons l'homme dans l'enfance. A cette époque de sa vie, où, dans l'impuissance de songer
lui-même à ses besoins, le sort de son individu,
tant au moral qu'au physique, dépend de la

nature des soins que lui donneront les personnes
chargées de sa première éducation; examinons
quels sont les caractères qui chez lui se présentent relativement au tempérament originel. Il
est rare que l'enfant n'en indique pas quelques
traces assez marquées pour être saisies par un
observateur exercé. Dès trois mois après la naissance, on peut en grande partie les reconnaître;
mais c'est vers la fin de la première dentition
qu'elles commencent à devenir plus sensibles,
parce que c'est le temps où l'embonpoint soufflé
du premier âge commence à disparaître, que
l'enfant a pris goût à d'autres aliments que le lait
de sa mère ou de sa nourrice, que le système
digestif donne les premiers signes réels de sa
force ou de sa faiblesse, et que l'excitabilité se
fait reconnaître au physique et au moral.

Supposons, à l'âge de deux ou trois ans, un
enfant gras et encore plein de sucs, dont les cheveux soient blonds, les yeux bleus ou grisâtres,
le visage médiocrement coloré, la peau blanche
et d'une consistance molle, les articulations un
peu volumineuses au toucher, presque effacées à
l'œil, qui conserve son embonpoint sans manger
beaucoup, dont le ventre est souvent trop libre
sans douleur, dont les urines coulent abondam-

ment, indifférent aux caresses comme aux agaceries qu'on peut lui faire, qui supporte facilement les contrariétés, qui ait peu d'idées, peu
de désirs, peu de malice, peu de goût pour l'exercice et les jeux de son âge, on peut affirmer que
cet enfant est et sera d'un tempérament lymphatique, et l'on doit suivre son éducation en conséquence.

Le temps de l'enfance à la puberté étant l'âge
qui se rapproche le plus de cet espèce de tempérament, si l'on adopte avec lui la méthode que
l'on suivrait pour un enfant maigre et irritable, on
n'en fera certainement qu'une masse de chair au
physique et qu'une machine au moral.

Il faut nécessairement contrarier ses penchants,
rompre les habitudes qui tendent à s'établir, et
forcer la nature à s'écarter de son plan.

Des aliments aqueux, une exposition froide et
humide, une vie oisive, des assistants sombres
et silencieux ne produiront jamais que de mauvais effets ; il faut aux enfants de ce tempérament
un régime tonique et peu succulent, un air
chaud et sec, ou du moins froid et sec, des frictions plus que des bains, de l'exercice et du
plaisir, et généralement tous les moyens capables
d'activer les fonctions de la peau, du cœur et des

6

artères, et d'exciter le physique et le moral à la
fois.

Ces moyens rigoureusement employés pendant
l'enfance, et surtout pendant l'âge adulte, par le
concours de l'activité artérielle qui se prononce
toujours d'une manière sensible, depuis la puberté
jusqu'à l'invasion de l'âge mûr, peuvent tellement
entraver les progrès et les formes du tempérament
lymphatique jusqu'à ce moment, qu'il est quelquefois difficile de le reconnaître, et qu'on en fait
un tempérament mixte, ce qui veut dire un tempérament qui n'a point de caractères déterminés
et qu'on ne reconnaît pas.

Mais l'âge mûr ne tarde pas à résoudre la difficulté; l'action du cœur et des artères venant à se
ralentir, les forces vitales cessant de s'épanouir
aussi loin, la peau suspend de plus en plus ses
fonctions, le tissu cellulaire se trouve surchargé
de nouveau, et si l'homme ne veille à lui-même,
s'il néglige les moyens indiqués, il retombe nécessairement dans un état d'obésité qui le rend
pour le reste de la vie à charge à lui-même.

Quoique l'enfance, pour les lymphatiques, soit
le temps le plus critique et le plus fertile en acci-
cidents, une fois arrivés à l'âge adulte, ils sont
exposés aux catarrhes pulmonaires, aux gastro-

entérites, et surtout aux colites ou fièvres muqueuses, qui les menacent même pendant presque tout le cours de leur vie, excepté dans la vieillesse qui, chez eux, ferme la scène par des apoplexies, des périgneumonies fausses et des hydropisies de toute espèce.

Supposons maintenant un enfant médiocrement potelé, dont les yeux soient roux ou brunâtres, les cheveux châtains, ayant le visage animé, la peau belle et ferme, les os médiocres, les articulations légèrement prononcées ; qui mange de bon appétit, ait le corps libre sans être lâche, urine en quantité modérée, qui réponde gaîment aux provocations qu'on lui fait ; qui se fâche et revienne facilement ; qui babille, déraisonne, désire, veuille dans un moment, ne veuille pas dans un autre; qui rie, joue et change de plaisir à chaque instant ; vous agace, vous tourmente et se tourmente lui-même : cet enfant est assurément d'un tempérament sanguin.

Les enfants de ce tempérament n'ont pas besoin de tant de précautions que les autres dans leur première éducation ; ils peuvent manger de tout indifféremment, sinon par excès ; l'essentiel est de les priver de liqueurs fortes et spiritueuses, surtout à mesure qu'ils approchent de la puberté. Vers cette époque, le sang, chez eux, se porte fortement à la tête, et les rend sujets aux hémorrhagies nasales, même jusques dans l'âge adulte , où la scène change et se porte sur la poitrine.

L'instinct leur indique à-peu-près le régime qu'ils ont à suivre : ils mangent volontiers de tout, mais changent souvent de goût et de fantaisie ; ils sont plus friands que gourmands, quoiqu'ayant pourtant l'estomac assez commode pour ne rien repousser et se contenter de ce qu'ils rencontrent.

On doit, autant que possible, ainsi que je l'ai dit, les garantir de toute espèce d'excès, d'un régime échauffant, de l'influence de l'air froid et sec, des exercices immodérés, des plaisirs trop longtemps continués, et de toutes les causes capables d'activer la circulation artérielle, qui fait bien l'avantage de leur constitution, mais qui leur prépare aussi des dangers, et leur indique des précautions à prendre.

Le temps de la puberté et de l'âge adulte est pour eux le temps des orages : hémorrhagies actives, phlegmasies aiguës, fièvres angioténiques, les assiègent à chaque instant et leur font souvent payer le tribut de l'intempérance à laquelle ils sont ordinairement enclins. En raison de ce que le sang

veineux circule plus difficilement, et ralentit
l'énergie du cœur et des artères, l'âge mûr ap-
porte un peu de calme dans leur économie; mais
le sang pour eux est toujours plus ou moins re-
doutable, et les menace, pour un temps plus re-
culé, de congestions vers la tête et d'apoplexie.

Des contrariétés et des chagrins souvent ré-
pétés pendant l'enfance, des passions tristes, des
revers de fortune, l'abus des liqueurs fortes, des
exercices pénibles et soutenus pendant l'âge
adulte et dans l'âge mûr, en favorisant la pléthore veineuse, diminuant l'action du système
artériel, et ralentissant la circulation dans les
viscères abdominaux, font souvent incliner le
tempérament vers le bilieux, et déterminent le
tempérament *sanguin-bilieux*, qui n'est réelle-
ment qu'un tempérament de circonstance, mais
qui, dans l'âge où il se manifeste, surtout les
mêmes causes persistant, n'est guère susceptible
de se rectifier, et tend, au contraire, à devenir
totalement bilieux dans la vieillesse.

A part, néanmoins, les circonstances que je
viens d'énoncer, les sanguins, dans l'âge mûr, par
la pléthore veineuse qui finit par s'établir dans
l'économie, sont encore exposés à gagner de l'embonpoint; mais cette disposition chez eux est

rarement excessive, et, quoique assez gênante, parce qu'ils n'en ont pas l'habitude, il est rare qu'elle arrive, comme chez les lymphatiques, jusqu'à dégrader la forme du corps et lui donner un volume ridicule et bizarre.

On peut dire de ce tempérament, quand il est exempt d'entraves, d'excès, de peines sérieuses et prolongées, etc., qu'il est celui qui traverse le plus heureusement les âges de la vie ; dans la vieillesse, les sanguins sont encore les amis des plaisirs et de la joie, et d'agréables convives.

Considérons maintenant un enfant peu chargé d'embonpoint, ayant les yeux et les cheveux bruns ou noirs, ceux-ci quelquefois rouges, le visage plein et animé, la peau plus ou moins rembrunie, le tissu ferme et rénitent, les os gros, mais d'une grosseur proportionnée dans leur diamètre et leurs extrémités, dont les articulations sont saillantes sans être recouvertes de beaucoup de chair, qui annonce de la force et de la vigueur, qui boive peu, qui mange avidement et beaucoup, sans augmenter sensiblement son embonpoint, qui ait le corps habituellement serré, les urines rares et odorantes ; au moral, qui, loin de prendre les agaceries avec indifférence ou gaîté, y réponde par des boutades, se fâche aisément, garde sa rancune longtemps avant de revenir, qui soit orgueilleux, haineux, colérique, entêté, difficile à conduire, impérieux, querelleur et courageux avec ses camarades, qui rie volontiers quand il en fournit l'occasion, et boude et reste calme quand elle vient des autres, on ne peut douter, que cet enfant n'ait un tempérament bilieux fortement prononcé.

Dans l'éducation physique, la première indication à remplir est de s'opposer à la plénitude veineuse qui se montre déjà, et qui fera des progrès infiniment rapides aux approches de l'âge mûr. Des aliments lactés ou végétaux, aqueux, légers, des boissons délayantes, acidules ou légèrement vinées, peu de viandes et peu de poisson, surtout quand ils seront fumés, salés ou fortement épicés, encore moins de liqueurs fortes ou spiritueuses que dans le tempérament sanguin.

Les bilieux, à cela près, la structure osseuse et musculaire plus forte et plus apparente, le tissu adipeux moins fourni, la peau moins blanche, les cheveux plus foncés ou noirs, pendant l'enfance, le temps de la puberté, même de l'âge adulte, offrent beaucoup de rapprochement avec le tempérament sanguin du côté du physique; aussi la méthode prophylactique est-elle à-peu-près la même ; seulement elle doit être ici plus aqueuse, plus délayante et moins excitante encore que pour le sanguin.

Les bains tièdes, l'exercice modéré, l'exposition à un air frais et humide leur conviennent beaucoup; l'air chaud et sec leur est le plus nuisible.

L'enfance et l'âge adulte sont le temps de leur meilleure santé ; l'âge mûr et la vieillesse leur sont plus ou moins funestes, et les disposent non-seulement à des affections très-sérieuses du côté des organes abdominaux, mais développent en outre des causes puissantes d'accidents graves et souvent irréductibles du côté des fonctions morales.

Cet ordre de fonctions a donc aussi besoin de grands ménagements dès les premiers jours de l'existence. La force du caractère et des passions, chez les bilieux, la tendance qu'elles ont à s'exalter, la résistance et le ressentiment que provoquent les moyens de contrainte et de rigueur, sont autant de circonstances sur lesquelles on doit porter son attention dans leur éducation ; l'autorité les soumet et les fait taire, mais ne leur impose pas de manière à les persuader ; c'est par le raisonnement et les moyens de conciliation qu'il faut les

attaquer. La manière ordinaire des chefs d'insti-
tution, de punir les enfants *ex abrupto* et sans
explication, ne réussira jamais avec ceux-ci ; il
est inné chez eux de réfléchir et de n'admettre
comme juste que ce qu'on leur a démontré l'être ;
toutes les autres formes, quelque imposantes
qu'elles soient, sont considérées par eux-mêmes,
dès l'enfance, comme des contrariétés sans fondement, des vexations gratuites, des injustices
criantes qui les révoltent et laissent des impressions qui ne s'effacent plus.

Par de pareilles méthodes, on n'obtiendra
jamais que des caractères haineux, irascibles,
insoutenables ; et, quand l'âge adulte viendra
mettre en scène les grandes passions et toutes les
peines d'esprit, que l'amour-propre, l'orgueil,
l'ambition traînent à leur suite, en raison de l'influence très-forte dans le tempérament du moral
sur le physique, et notamment sur le centre gastrique, les individus s'achemineront promple-
ment vers le tempérament bilieux extrême, ou
mélancolique. Avec la douceur, des ménagements,
quelque indulgence pour la pétulance de leur caractère, et le langage de la raison, on réussira
beaucoup plus sûrement.

En somme, suivant le mode adopté pour leur

éducation morale, on peut faire des jeunes bilieux d'excellents sujets, des hommes infiniment précieux pour la société, comme on peut en faire des êtres fort dangereux et des fléaux publics.

L'enfance, chez les individus nerveux, se présente avec des caractères bien moins favorables. Voyez cet enfant dont les yeux sont bleus ou bruns, les cheveux blonds, châtains ou noirs, le visage maigre, blâfard et faiblement animé, la peau fine, blanchâtre et flasque, les os menus, les membres, le tissu cellulaire peu chargé; incertain dans ses goûts; qui mange par caprice et digère mal, dont l'abdomen est souvent douloureux, mal réglé, c'est-à-dire tantôt libre et tantôt serré, dont les urines sont souvent claires, limpides, peu odorantes, que la moindre chose contrarie, impatiente, et met en colère au point quelquefois de tomber en syncope; qui, non-seulement garde la rancune, mais se venge sourdement et par surprise; qui, dans ses yeux, cherche à vexer ou blesser ses camarades; qui se plaît seul, ou recherche tantôt l'un, tantôt l'autre, et se fâche bientôt avec celui qu'il adopte; hargneux et taquin, mais timide au combat, lâche et humble quand il est le plus faible; orgueilleux et profitant sérieusement de son avantage quand il est le plus fort;

menteur, silencieux et délateur, ingrat et perfide
envers ses amis et ses bienfaiteurs : cet enfant est
évidemment nerveux , et court les 'risques, dans
un âge avancé, de tomber dans la mélancolie.

Il est des circonstances où les vices du cœur ne
paraissent pas, ou plutôt, où·la couleur du tempérament s'exprime sous un point de vue beaucoup
plus avantageux ; cependant le désir d'être seul ,
la timidité , une susceptibilité exquise , sont des
nuances qui ne manquent jamais. Les réprimandes
les plus légères les affligent et les désolent; les
chagrins, même chez les autres, les affectent ; la
perte d'un objet auquel ils tiennent les déses-
père ; toutes les réflexions capables de toucher
l'âme émeuvent leur sensibilité au point de verser
des larmes. Sans aimer tout le monde , ils prennent intérêt à tous ceux qu'ils connaissent; mais
leur attachement pour ceux qu'ils préfèrent est
sans bornes. Il n'est pas extraordinaire de voir
des enfants de ce tempérament , se rendre ma-
lades et tomber dans un état nerveux terrible, en
voyant souffrir des parents qu'ils aiment, et quelquefois succomber à la douleur de les avoir
perdus.

La bonté de leur âme et leur excessive sensibilité en font des créatures dignes du plus grand

intérêt, par l'élévation qu'ils annoncent dans leurs sentiments, leur dévouement à ceux qu'ils aiment, et la part qu'ils prennent à tout être qui souffre ; mais ces êtres, si riches en qualités du cœur, qui doivent être un jour des modèles de piété filiale, de tendresse paternelle, d'amitié véritable et de philanthropie, qui seront toute leur vie si précieux, si obligeants pour les autres, rarement se rendront heureux eux-mêmes; l'imagination, toujours tendue vers l'avenir, leur fera sans cesse envisager des dangers pour les objets de leur affection, les abreuvera de soucis, d'inquiétudes souvent chimériques, mais qui n'en troubleront pas moins leur tranquillité et le bonheur dont ils pourraient jouir.

Ce tempérament qui, certes, est bien le plus difficile de tous, et le moins heureusement partagé, est peut-être celui qu'on peut rectifier le plus facilement par l'éducation. L'époque de la vie qui lui sera le plus funeste, sera celle de la fin de l'âge mûr et de la vieillesse. L'homme a donc les autres âges devant lui pour remédier à ce qui manque, et modifier sa constitution de manière à prévenir, au moins en partie, les orages qui le menacent sur la fin de sa carrière; mais c'est assurément de la première éducation que le succès dépend.

Qu'est-ce qui manque à l'enfant né dans les conditions ci-dessus ? La force organique ; alors il faut profiter du temps de l'accroissement et seconder cette opération de la nature pour obtenir les résultats possibles, et l'amener à corriger elle-même le défaut de son propre ouvrage, la faiblesse constitutionnelle et la mobilité nerveuse qui en sont la conséquence ; le régime doit donc reposer sur tout ce qui doit fortifier le corps et régulariser les mouvements des fibres irritables et sensibles.

Des aliments nourrissants, facilement assimilables à la substance de nos humeurs, et qui ne puissent exiger de grands efforts des organes gastriques, tels que le laitage, les gélatines animales, les viandes blanches avec des boissons toniques proportionnées aux forces de l'individu, rempliront une première indication.

L'épanouissement des forces vitales du centre vers la circonférence, afin de favoriser dans l'étendue de l'économie le jeu des sécrétions, en est une seconde. Les bains gradués par la chaleur selon les circonstances ; des frictions générales sur la peau, tantôt sèches, tantôt humides, aiguisées de quelques substance salines ou savonneuses, comme avec les eaux de la mer, les eaux

minérales, sulfureuses et ferrugineuses, naturelles ou artificielles; l'exercice modéré, l'air
froid et tempéré, les expositions orientales, des
appartements aérés; l'insolation, quand la chaleur n'est pas trop forte, le coucher sur des lits
qui ne soient ni trop durs ni trop mollets, et
plutôt sur le crin et sur la laine que sur la plume.
Ce régime, scrupuleusement observé, ne man-
quera pas de seconder la diète alimentaire, de
fortifier le corps en général, de relever le ton des
systèmes cardiaque et gastrique, de favoriser la
divergence des forces, l'exercice des fonctions et
de rectifier la constitution physique.

Les écueils à éviter sont toutes les substances
qui peuvent exaspérer l'excitabilité nerveuse,
telles que les liqueurs alcooliques, les aromates,
les épices, etc.; celles qui peuvent entraver
les fonctions de l'estomac et des intestins, comme
les crudités, les viandes grasses, dures, fumées
ou salées, les eaux stagnantes, séléniteuses, mi-
néralisées; en outre, tout ce qui peut ralentir les
fonctions de la peau, et faire refluer la matière
transpirable vers l'intérieur, comme l'exposition à
un air froid et humide, des appartements bas,
sombres, mal aérés; tout ce qui peut encore
affaiblir l'action des vaisseaux cutanés et nuire à

l'oxigénation du sang, comme un air chaud et humide, l'abus des bains chauds et les expositions occidentales.

L'éducation morale ne demande pas moins de précautions; mais si l'on fait attention que, sous ce rapport, la mobilité nerveuse est le défaut essentiel de l'individu, et que les qualités du cœur, bonnes ou mauvaises qu'elles s'annoncent, sont étroitement liées à cette disposition primitive, on ne sera pas embarrassé de quelle manière diriger les mouvements de la sensibilité, soit pour la modifier elle-même, soit pour donner la stabilité convenable au caractère, soit pour corriger les penchants.

Ainsi que je l'ai précédemment exposé, les nerveux sont en général trop bons ou trop méchants, et ces dispositions se manifestent dès l'enfance. Dans le premier cas, où le cœur est bon, l'extrême sensibilité est l'unique difficulté qu'on doit chercher à résoudre, et, la première chose à faire, et qu'on ne fait presque jamais, c'est d'éviter soigneusement toutes les occasions de la mettre en jeu. D'abord, point de ces contes effrayants de fées, de revenants et mille autres sottises dont les nourrices, les berceuses, les femmes de chambre étourdissent l'imagination des enfants, en croyant les amuser. Au lieu d'enfreindre la disposition qu'ont les êtres nerveux à la faiblesse morale, à la frayeur, à n'envisager que des dangers et des tableaux sinistres, on la fortifie ; et l'enfant, imbu de toutes ces rêveries, principalement les jeunes filles, n'ont pas toujours assez de raison, même dans l'âge adulte, pour en maîtriser les souvenirs.

On ne doit pas moins éviter d'émouvoir le sentiment par des histoires ou des récits qui mettent l'âme à de fortes épreuves, quelque morale, quelque philantropique, quelque louable que le fond en puisse être : ils sont assez bons ; on leur ferait du mal de les rendre meilleurs. Les fibres sensibles, déjà trop excitables, en perçoivent avidement les impressions, et restent dans un état de vibration dont souvent des insomnies fatigantes et répétées, des rêves effrayants, une sorte d'agitation fébrile pendant le repos, attestent la persévérance et les mauvais effets.

On n'a pas moins à se garder des contrariétés, encore plus des rigueurs et de la violence. C'est à ces moyens inopportuns, inconsidérément employés, et qu'on doit proscrire à jamais, que sont dus ces caractères acerbes, emportés et capricieux que rachètent à peine les bonnes qualités qui les accompagnent.

S'il est nécessaire de raisonner avec les jeunes bilieux dans les reproches que nécessitent leurs fautes ou leurs défauts, cette mesure devient encore plus nécessaire avec les enfants nerveux ; mais avec ceux-ci l'on a plus d'avantage. Naturellement bons, timides et très sensibles, ils goûtent facilement la justesse des réflexions qu'on peut leur faire, les écoutent avec intérêt, les comparent avec leurs actions, et savent apprécier l'indulgence et l'affabilité des manières dont on use envers eux.

Ces trois indications rigoureusement observées et bien remplies, ramèneront infailliblement le tempérament nerveux à un type infiniment favorable ; mais il faudrait en quelque sorte un instituteur particulier pour eux. Ce qui nuit sans doute beaucoup, dans l'éducation ordinaire, au perfectionnement de leur moral, c'est d'être confondus dans les écoles, les pensions et les colléges avec une foule d'élèves de caractères différents, et soumis à une méthode commune qui fait toujours aux sujets nerveux plus de mal que de bien, parce qu'elle est fondée sur l'exercice d'une autorité plus ou moins menaçante et rigide, qui se trouve en opposition avec leur constitution.

Dans le second cas, où le cœur est mauvais,

7

les difficultés sont beaucoup plus grandes. Ce ne sont plus ici des défauts ou de simples imperfections, ce sont des vices réels, naissants, à la vérité, mais qui souvent sont déjà difficiles à comprimer. Les nerveux de cette section, de plus que les autres, sont perfides, haineux, vengeurs et cruels; et le talent de l'instituteur souvent échoue, après avoir donné les plus belles espérances : c'est le sort de Sénèque et Burrhus avec Néron.

Cependant les moyens indiqués pour les premiers sont ceux à suivre pour les seconds; mais ils seraient trop faibles : il faut y réunir, à mesure que l'âge et la raison promettent l'espoir d'en recueillir les fruits, l'influence de la religion, de la morale, de l'honneur et de la conscience. Ces quatre puissants mobiles du cœur humain sont ici de nécessité absolue, et produiront souvent de très-bons effets entre les mains d'un maître qui, sachant préparer et saisir l'à-propos, les appliquera dans les circonstances où le moral pourra s'en trouver sérieusement impressionné.

On ne peut espérer pourtant d'obtenir toujours un résultat complet, même des modifications satisfaisantes, mais on en aura toujours quelques-unes ; et si l'individu qui, abandonné à lui-même,

devait devenir un grand scélérat, un assassin de
sang-froid, peut être amené seulement à réfléchir
un instant sur ses actions, ayant médité le crime,
il peut chanceler dans sa résolution, et ne pas le
commettre.

Il vient un temps malheureusement où les changements que l'âge produit dans l'économie physique, influent tellement sur le moral, qu'il en
survient des désordres qui détruisent promptement l'empire que la religion, la morale, l'honneur et la conscience avaient acquis sur l'individu. Je veux toujours parler de l'âge mûr et de
la vieillesse, de cet âge où les forces perdent
leur équilibre, où l'imperfection du sang artériel,
des sucs gastriques et de tous les fluides, porte
le trouble dans les fonctions ; c'est le temps où la
tête, chez les nerveux, s'ébranle sérieusement,
et, par l'influence des températures contraires ou
d'autres causes, quelquefois se désorganise tout-
à-fait, et qu'ils tombent, sinon dans un état de
mélancolie et de manie complet, au moins dans
des crises d'aberration d'esprit et de jugement,
telles, qu'oubliant leurs devoirs et se plaçant au-
dessus de toutes les observations, il devient im-
possible de les faire dévier de l'abîme du crime
dans lequel ils se plongent. Tel fut Sylla, dont

les passions assoupies et contraintes jusqu'à l'âge
d'environ 40 ans, s'éveillèrent avec le génie de
tous les crimes et de tous les vices, après la prise
de Préneste.

L'invasion de la vieillesse est l'époque des
orages et des grands désordres dans ce tempérament; c'est le temps où les vices du moral se
manifestent le plus violemment et font explosion,
où les qualités s'évanouissent, où l'imagination
s'égare.

Il n'est pas rare de voir les nerveux tomber
dans la démence, de 40 à 50 ans, les grands
hommes perdre leur génie, commettre des fautes
graves, ou devenir presque nuls; comme on en
voit d'autres renoncer à tous les principes, et se
lancer avec autant de fougue dans le sentier des
vices que dans la saison des passions les plus
tumultueuses. C'est encore d'une part Sylla, fa-
tigué de porter le sceptre qu'il avait toute sa vie
trempé dans le sang, qui renonce au pouvoir sou-
verain; et Tibère, qui fuit dans l'île de Caprée,
pour s'y livrer au plus effréné libertinage.

FIN.

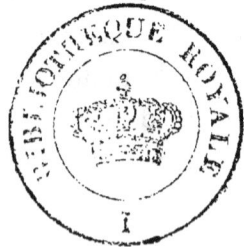

Table des Matières.

FIN DE LA TABLE.